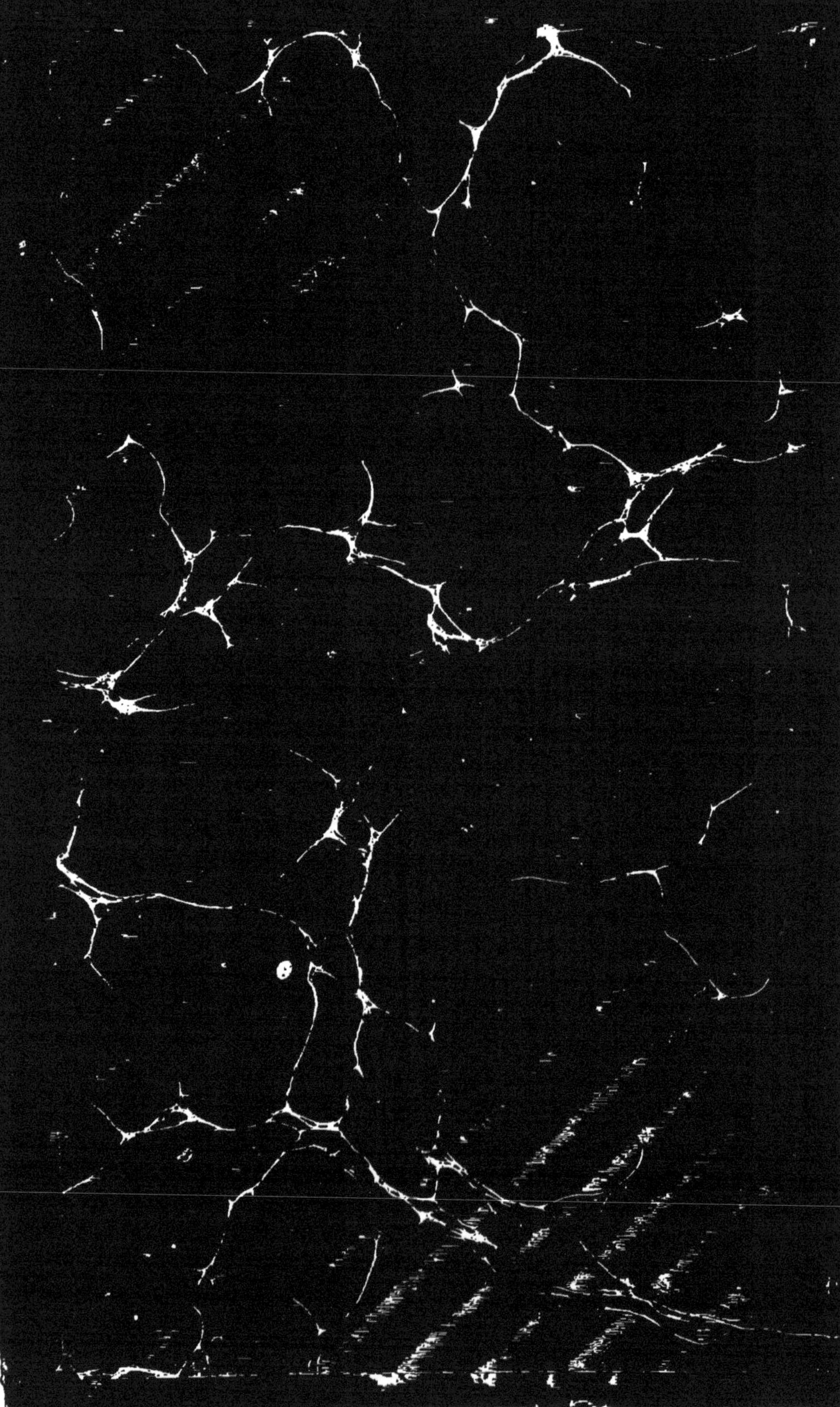

ANATOMIE

DESCRIPTIVE

ET DISSECTION

PARIS. — IMP. SIMON RAÇON ET COMP., RUE D'ERFURTH, 1.

ANATOMIE

DESCRIPTIVE

ET DISSECTION

CONTENANT

**UN PRÉCIS D'EMBRYOLOGIE
AVEC LA STRUCTURE MICROSCOPIQUE DES ORGANES
ET CELLE DES TISSUS**

PAR

LE DOCTEUR J. A. FORT

Ancien interne des hôpitaux,
Professeur libre d'anatomie et de pathologie,
Membre correspondant des Sociétés de médecine, de Bordeaux, de Marseille et de Poitiers,
Membre correspondant de l'Académie des Sciences et Lettres de Montpellier,
Médecin-consultant aux Eaux de Cauterets.

AVEC **182** FIGURES INTERCALÉES DANS LE TEXTE

PARIS

ADRIEN DELAHAYE, LIBRAIRE-ÉDITEUR

PLACE DE L'ÉCOLE-DE-MÉDECINE, 23

1866

A

M. TARDIEU

PROFESSEUR A LA FACULTÉ DE MÉDECINE DE PARIS
MÉDECIN DE L'HÔPITAL LARIBOISIÈRE, VICE-PRÉSIDENT DE L'ACADÉMIE IMPÉRIALE
DE MÉDECINE
MEMBRE DU CONSEIL MUNICIPAL, MEMBRE DU CONSEIL D'HYGIÈNE
OFFICIER DE LA LÉGION D'HONNEUR

A

M. SAPPEY

CHEF DES TRAVAUX ANATOMIQUES, DIRECTEUR DES MUSÉES DE LA FACULTÉ DE MÉDECINE
PROFESSEUR AGRÉGÉ A LA FACULTÉ DE MÉDECINE
MEMBRE DE L'ACADÉMIE IMPÉRIALE DE MÉDECINE ET DE LA SOCIÉTÉ DE BIOLOGIE
CHEVALIER DE LA LÉGION D'HONNEUR

Hommage respectueux

a

A

M. CAZENAVE

MÉDECIN DE L'HÔPITAL SAINT-LOUIS
PROFESSEUR AGRÉGÉ A LA FACULTÉ DE MÉDECINE DE PARIS
CHEVALIER DE LA LÉGION D'HONNEUR

A

M. AUZOUX

AUTEUR DE L'ANATOMIE CLASTIQUE, OFFICIER DE LA LÉGION D'HONNEUR

Témoignage d'affection et de reconnaissance
envers mes deux meilleurs maîtres

PRÉFACE

En publiant ce livre, nous nous sommes proposé le but de mettre entre les mains des élèves et des médecins, non pas, comme on pourrait le croire, un manuel d'anatomie, mais un traité concis, quoique complet, d'anatomie descriptive.

Nous avons ajouté au texte 182 figures pour faciliter les détails des descriptions. Dans le choix de ces figures, dont la plupart sont empruntées aux auteurs les plus goûtés d'anatomie et de physiologie, nous avons toujours recherché la simplicité et la clarté. Quelques-unes proviennent du traité d'anatomie générale de Béclard, d'autres, des leçons de physiologie de M. Auzoux et du traité d'ophtalmologie de M. Fano. Les figures 150, 151, 173, 174 et 175 sont tirées du *Traité d'anatomie* de M. Sappey. Nous regrettons d'avoir omis d'indiquer leur origine. La plupart ont été dessinées d'après nos indications par M. Badoureau.

Ce livre est divisé en sept parties : Ostéologie, myologie, arthrologie, angéiologie, névrologie, splanchnologie et organes des sens.

1° Dans l'ostéologie, nous avons ajouté aux descriptions données par les auteurs, des tableaux terminant celles de chaque os et présentant à l'esprit de l'élève l'ensemble des insertions musculaires. — La base du crâne a été pour nous l'objet d'une attention spéciale. — Les trous et fentes de la base du crâne sont présentés en tableaux, de même que les vaisseaux et les nerfs qui les traversent. Nous avons donné une nouvelle méthode de description pour la face inférieure, qui, jusqu'à présent, était pour l'élève d'une très-grande difficulté.

2° Contrairement à ce qu'ont généralement fait les auteurs, nous avons étudié la myologie avant les articulations, non-seulement parce que à l'amphithéâtre l'élève dissèque en suivant cet ordre, mais encore et surtout parce que nous croyons fastidieux et nuisible au travail de l'élève de présenter l'arthrologie avant la myologie. Comment, en effet, un débutant peut-il avoir la moindre idée des rapports et des mouvements articulaires, s'il ne connaît pas préalablement les puissances qui déterminent ces mouvements ? La méthode, ordinairement suivie par les auteurs, est certainement l'unique cause de la négligence qu'apportent ordinairement les élèves dans l'étude de l'arthrologie. Ces derniers devraient cependant se pénétrer de l'idée, qu'en raison du grand nombre de lésions qui affectent les articulations, leur étude complète est de la plus grande importance.

Nous avons eu soin de présenter dans chaque région un tableau des muscles dans l'ordre de leur superposition. Cette méthode, à notre avis, facilite l'étude des rapports de ces organes.

Nous signalons spécialement les muscles diaphragme et psoas-iliaque, les muscles de la main et du pied dont l'étude est moins difficile qu'on ne le dit, et les muscles de la paroi abdominale.

Dans chaque région nous avons décrit les aponévroses. Les plus importantes sont, sans contredit, l'aponévrose fémorale et les aponévroses de l'abdomen. Aussi, avons-nous étudié, sous forme de régions, ce qu'à tort on ne fait pas en anatomie descriptive, l'ombilic, les régions ilio-inguinale et inguino-crurale, comprenant le canal inguinal et le canal crural. Nous avons étudié également la région axillaire.

3° Les articulations ont été présentées d'après une méthode non suivie jusqu'à ce jour. Elles ont été étudiées dans l'ordre adopté par les botanistes qui décrivent une famille de végétaux, Nous avons mis tous nos soins dans l'étude des rapports et des mouvements articulaires. (*Voy.* ARTHROLOGIE.)

4° Des tableaux mnémoniques présentent les branches artérielles. Nous appelons particulièrement l'attention sur le péricarde, le cœur, la veine porte et sur la division des veines de la tête.

5° La névrologie, si difficile pour les élèves, a été l'objet d'une attention toute spéciale. Sortant de l'ordre généralement suivi, nous avons décrit successivement la dure-mère, la pie-mère et l'arachnoïde. Ce seul changement facilite singulièrement l'étude de ces membranes. Les nerfs crâniens et rachidiens sont accompagnés de tableaux présentant un ensemble de leurs nombreuses ramifications. Nous croyons avoir été utile aux lecteurs en donnant un résumé de chaque nerf, complément du tableau mnémonique. (*Voy.* NÉVROLOGIE.)

6° La splanchnologie a été complétement traitée. La description de chaque organe important est précédée d'un index *bibliographique*. Nous savons qu'on est souvent embarrassé lorsqu'on veut approfondir l'étude de certaines régions ; nous avons nousmême souvent éprouvé cet embarras.

Après les indications bibliographiques, nous avons placé la description *anatomique* de l'organe, ainsi que la description *histologique*. Les progrès de l'histologie ont été si rapides dans ces dernières années qu'on peut considérer comme incomplète une description anatomique dépourvue d'études microscopiques. La description microscopique ne se trouve pas seulement dans les articles de splanchnologie, on les trouve aussi dans l'ostéologie pour le tissu osseux, le périoste, etc., dans la myologie pour le tissu musculaire, les tendons ; dans l'arthrologie pour les séreuses, les ligaments, les cartilages articulaires ; et dans la névrologie pour le tissu nerveux.

Nous avons cru bien faire en complétant l'anatomie de chaque appareil par un résumé de physiologie. D'après cette méthode, nous avons été naturellement amené à placer l'embryologie et les fonctions des organes génitaux à la suite de l'appareil génital.

Enfin, nous avons fait suivre l'étude de chaque organe important d'un chapitre tout particulier : *Applications pathologiques.* C'est la première fois qu'un livre d'anatomie descriptive sera pourvu de chapitres de pathologie. L'idée n'est pas neuve, et déjà M. le professeur Richet, dans son *Anatomie médico-chirur-gicale*, a fait suivre la description de chaque région de déduc-tions pathologiques. Nous sommes persuadé que cette manière de procéder n'a pas peu contribué au grand succès de cet ou-vrage si intéressant d'ailleurs, et dans lequel la clarté et la mé-thode ne laissent rien à désirer.

Voici le but que nous nous sommes proposé en faisant suivre la description des organes, de quelques applications patholo-giques. D'abord, la splanchnologie que les élèves étudient ordi-nairement après toutes les autres parties de l'anatomie, constitue, pour ainsi dire, un point de transition entre l'anatomie et la pathologie. Ensuite, personne n'osera le nier, il est des rapports de viscères, des particularités de structure que des applications pathologiques gravent facilement dans l'esprit. Lorsque vous dites, par exemple, à un élève que des calculs biliaires peuvent passer de la vésicule biliaire dans le côlon transverse à travers les parois de ces deux organes, vous lui fournissez un moyen de retenir les rapports de la vésicule biliaire avec le côlon. On objectera peut-être que nous aurions pu imiter M. le professeur Cruveilhier qui a souvent recours à la pathologie et qui dissé-mine les applications pathologiques, peu nombreuses du reste, dans les descriptions anatomiques. Nous aimons mieux les grouper après la description de l'organe, et pour plusieurs rai-sons. D'abord ce chapitre pourra servir de résumé de patholo-gie à ceux qui débutent. Ensuite, en lisant, après avoir étudié l'organe sain, le résumé pathologique qui suit, ne pourra, pour ainsi dire, repasser sous une autre forme l'étude qu'on vient de faire.

7° Parmi les organes des sens, nous avons cherché à présen-ter, le plus clairement possible, l'étude si compliquée de l'oreille et de l'œil. L'œil est décrit d'après les plus récents travaux fran-çais et allemands.

Pour la rédaction de ce livre nous ne nous sommes pas con-tenté de nos connaissances acquises et de nos propres recher-ches, qui formeraient un bien mince bagage ; nous avons puisé dans plusieurs ouvrages récents. Pour les régions, par exemple, ombilic, pli de l'aine, périnée, nous avons adopté la marche suivie par M. Richet.

Est-il besoin de dire que nous avons largement puisé dans le Traité d'anatomie de notre excellent chef des travaux anatomiques, M. Sappey? Cet habile anatomiste n'a-t-il pas, de l'avis de tous, renouvelé pour ainsi dire la splanchnologie? On peut certainement avancer, sans blesser pour cela la modestie de M. Sappey, que l'anatomie des organes génitaux des deux sexes n'est bien connue que depuis les travaux de ce savant. Son Traité d'anatomie est et restera l'ouvrage le plus complet sur ce sujet.

Je dois des remercîments à mon cher maître, M. Auzoux, à MM. Béclard et Asselin pour l'empressement qu'ils ont mis à me céder quelques clichés.

Je ne veux pas oublier ceux de mes élèves qui ont bien voulu me prêter le concours de leur plume ou de leur érudition dans la rédaction de cet ouvrage. Je remercie particulièrement M. Utudjian, de Constantinople, rédacteur-propriétaire de la revue hygiénique arménienne, *la Cilicie,* qui a bien voulu mettre à ma disposition son grand savoir et sa connaissance de plusieurs langues étrangères pour plusieurs articles bibliographiques que j'ai placés en tête d'un grand nombre de chapitres, et M. Sacaza, de la république de Nicaragua ; je dois à son zèle et à sa science plusieurs excellents articles de bibliographie.

Je remercie également mes élèves et amis, MM. Caubet, Fillioux, Gouel, Maillard, Rousse, Latteux et le docteur X. Calmels, de Lombers.

Dr FORT.

ANATOMIE

DESCRIPTIVE

ET DISSECTION

INTRODUCTION

L'anatomie est une science qui s'occupe de la structure des êtres organisés. Cette organisation a été envisagée à plusieurs points de vue, et de là sont nées des divisions nombreuses dans l'étude de l'anatomie. Ainsi :

L'anatomie *physiologique* ou *normale* est celle qui s'occupe de l'étude des organes sains.

L'anatomie *pathologique* est celle qui traite des organes malades.

L'anatomie *comparée* est celle qui établit un parallèle entre les diverses classes d'animaux pour les mêmes organes.

L'anatomie *descriptive* est celle dans laquelle chaque organe, chaque appareil est décrit séparément, abstraction faite du reste de l'individu.

L'anatomie *générale*, au contraire, envisage l'ensemble des systèmes et des organes, les os en général, etc.

L'anatomie *microscopique*, ou *histologie*, est celle qui traite des éléments anatomiques et de leur association pour la constitution des tissus.

L'anatomie *chirurgicale*, ou des *régions*, étudiée ordinairement après les trois précédentes, consiste à étudier les organes superposés et à connaître les rapports les plus minutieux.

Il y a encore l'*anatomie animale*, l'*anatomie végétale*.

Dans ce livre, nous ne nous occuperons que de l'*anatomie humaine, descriptive et physiologique*, et un peu d'*histologie*.

Le corps humain est formé de parties solides profondément situées qu'on distingue sous le nom d'*os*, dont l'ensemble constitue le squelette. Ces parties sont réunies entre elles plus ou moins solidement et constituent par leur réunion les *articulations*. Les os représentent des leviers solides et mobiles mis en mouvement par des puissances volontaires plus ou moins considérables, les *muscles*.

L'ensemble de ces organes constitue l'*appareil de la locomotion*.

Les fonctions intérieures sont sous la dépendance de viscères dont l'étude porte le nom de *splanchnologie*. Le sang nourrit tous ces organes. Il y est apporté par un système de canaux, les *artères*; il y est distribué par un système de canaux plus petits, les *capillaires*. D'autres, les *veines*, rapportent le sang vers le cœur, qui est l'agent essentiel de la circulation sanguine. Un *système nerveux* domine tous ces organes, tous ces appareils. Le cerveau les gouverne par la pensée, par l'intelligence. Les nerfs président aux mouvements et à la sensibilité. Une membrane limite tous ces organes. A l'extérieur, elle prend le nom de *peau*, à l'intérieur celui de *muqueuse*.

Nous aurons souvent occasion de revenir sur chacun de ces sujets; nous éviterons avec soin les répétitions.

Qu'entend-on par organe, par appareil, par fonction, par système?

Les *organes* sont des parties solides du corps concourant à la formation des appareils et des systèmes; exemple: un muscle, un os, la vessie, etc.

Un *appareil* est un ensemble de plusieurs organes qui concourent à la même *fonction*; exemple: tous les organes qui composent l'appareil digestif pour la digestion.

On appelle *système* un ensemble d'organes similaires; l'ensemble des os constitue le système osseux; l'ensemble des muscles le système musculaire.

PLAN SUIVI DANS CET OUVRAGE.

1° Ostéologie	5° Névrologie.
2° Myologie.	6° Splanchnologie et
3° Arthrologie.	embryologie.
4° Angéiologie.	7° Organes des sens.

OSTÉOLOGIE.

CHAPITRE PREMIER.

GÉNÉRALITÉS SUR LES OS ET LA MANIÈRE DE LES ÉTUDIER.

Jetez les yeux sur un squelette, et vous verrez que les *os* sont des organes durs, blanchâtres, dont l'ensemble constitue le *squelette ;* mais comme vous pourriez croire que les dents sont des os, j'ajouterai que ceux-ci, à l'état frais, sont revêtus d'une membrane fibrovasculaire, le *périoste*, tandis que celles-là sont à nu dans la cavité buccale.

Le squelette se compose de la tête, du tronc et des membres. A mesure que nous avancerons dans l'étude de l'ostéologie, nous apprendrons à connaître le nom des divers os. Il est donc inutile de les énumérer tous en ce moment. Qu'il me suffise de vous dire que le *nombre* des os n'est pas le même selon les divers auteurs, parce que les uns considèrent les osselets de l'ouïe, par exemple, comme trop petits pour être comptés ; parce que les autres ne comptent pas parmi les os, les sésamoïdes ; parce qu'enfin d'autres décrivent plusieurs os là où il n'en existe réellement qu'un seul, comme le sternum, l'os coxal.

Il y a dans le corps humain 208 os, savoir :

<pre>
26 pour la colonne vertébrale.
 8 pour le crâne.
14 pour la face.
 8 osselets de l'ouïe.
 1 pour l'os hyoïde.
25 pour le thorax.
64 pour les deux membres supérieurs.
62 pour les deux membres inférieurs.
———
208
</pre>

§ 1. — Des os à l'état sec.

Sur le squelette, les os sont secs, dépourvus de vaisseaux, de nerfs, de membrane nourricière ou périoste, et de moelle. C'est dans cet état que nous les étudions ordinairement. D'après leur conformation extérieure, on les a divisés en trois espèces : les os longs, les os larges ou plats et les os courts. Ils ont tous la même structure. A l'extérieur, ils sont tous formés d'une substance blanche, dure, non aréolaire : *substance compacte.* Au centre, le tissu de l'os présente un grand nombre de cavités plus ou moins spacieuses communiquant toutes entre elles dans le même os et séparées par de minces cloisons : *substance spongieuse.*

Au point de vue chimique, la substance spongieuse, comme la substance compacte, dans les trois espèces d'os, est formée par la combinaison d'une matière organique avec une matière inorganique. Ce n'est pas un mélange de ces deux matières, mais un composé défini, selon MM. les professeurs Malgaigne et Nélaton. La partie inorganique est plus abondante que l'autre et formée surtout de phosphate et de carbonate de chaux ; la partie organique est formée d'*osséine* qui, sous l'influence de l'ébullition, se convertit en *gélatine.*

D'après Berzelius, les os se composent :

1° De matière organisée :

Matière animale réductible par la coction...	32,17
Matière animale insoluble	1,13

2° De matière inorganisée :

Phosphate de chaux.....................	51,04
Carbonate de chaux.................	11,30
Fluate de chaux.......................	2,00
Phosphate de magnésie ....;...	1,16
Soude et chlorure de sodium	1,20
	100,00

Étudiés au moyen du microscope, les os sont composés d'une substance qui est partout la même. Prenez une mince lamelle d'un point quelconque du squelette, placez-la sous le microscope, et vous la trouverez formée par une *substance amorphe fondamentale,* au sein de laquelle sont creusées de nombreuses cavités noires appelées *ostéoplastes, cellules osseuses* ou *corpuscules osseux.* Vous verrez ces cavités, remplies d'air, émettre une foule de prolongements creux qui iront s'aboucher avec les prolongements des ostéoplastes voisins. Ces prolongements constituent les *canalicules des os.* Vous verrez encore d'autres canalicules s'ouvrir dans des canaux qui parcourent l'os en tous sens. Connus sous le nom de *canaux de Havers,* ils s'ouvrent par de petits orifices à la surface de l'os ; ils s'ouvrent aussi du côté du canal médullaire et s'anastomosent entre eux. A l'état frais, ils sont parcourus par des vaisseaux et ils renferment quelques éléments de la moelle (1).

(1) Voyez, pour plus de détails, *Traité élémentaire d'histologie,* par J. A. Fort, 1 vol., chez Adrien Delahaye, place de l'École-de-Médecine.

Os longs. — Ce sont des os allongés et pourvus d'un canal médullaire. Le corps, appelé encore *diaphyse*, est presque complétement formé de substance compacte. Les extrémités, ou *épiphyses* représentant des os courts, sont formées de tissu spongieux et revêtues de tissu compacte. Dans certains points, aux extrémités du canal médullaire, par exemple, on trouve quelques filaments osseux très-déliés auxquels Gerdy a donné le nom de *tissu réticulaire*.

Os plats ou **larges.** — Ils existent au crâne et au bassin, l'omoplate en fait partie. Ces os sont aplatis et formés à la surface de deux lames de tissu compacte qui ont reçu au crâne des noms particuliers. On appelle *table interne* ou *lame vitrée* celle qui regarde la cavité crânienne, *table externe* celle qui regarde en dehors. Le tissu spongieux qui compose les os du crâne a reçu le nom de *diploé*.

Os courts. — On les rencontre au carpe, au tarse, à la colonne vertébrale. Ils sont conformés à la manière des extrémités des os longs, c'est-à-dire qu'ils sont formés de substance spongieuse et revêtus d'une lame de substance compacte. M. le professeur Jarjavay, dont nous aurons souvent occasion de citer le nom, a démontré que les lamelles qui composent le tissu spongieux de ces os sont toujours perpendiculaires aux surfaces de pression.

§ 2. — Des os à l'état frais.

A l'état frais, les os sont composés, comme les os secs, de tissu osseux, et ce tissu est identique dans tous les points du squelette ; mais ils sont de plus recouverts d'une membrane, le *périoste*, rempli d'une substance variable selon les âges, la *substance médullaire*, et parcourus par des *vaisseaux* et des *nerfs*.

Périoste. — Le périoste est une membrane fibro-vasculaire qui est immédiatement appliquée sur tous les os.

Sa *couleur* est blanchâtre ou blanc jaunâtre.

Sa *résistance* est considérable comme celle des tissus fibreux en général.

L'*épaisseur* de cette membrane varie selon les régions. Elle est ordinairement de quelques dixièmes de millimètre ; mais, en certains points, elle peut acquérir 4 et 5 millimètres, comme on le voit à la face antérieure du col du fémur où l'épaisseur et la résistance du périoste maintiennent souvent en contact les fragments dans les fractures. Cela se voit aussi à l'extrémité inférieure du fémur, à l'olécrâne, où il est très-épais. Son épaisseur est considérable à la surface basilaire de l'occipital qui forme la voûte du pharynx. C'est sur lui, dans cette région, que s'implantent la plupart des polypes naso-pharyngiens. L'épaisseur du périoste est plus considérable chez l'enfant, ce qui fait que les fractures à cet âge sont plus rarement accompagnées de déplacement; ex. : fracture du corps du fémur.

L'adhérence de cette membrane au tissu osseux varie selon les régions. Ordinairement cette adhérence est considérable et se fait, non-seulement par les vaisseaux et les nerfs qui se portent du périoste dans le tissu osseux, mais encore par de nombreux prolongements fibreux qui s'y implantent directement. Dans certains points, l'adhérence du périoste est moins considérable. C'est ainsi que les os de la face se laissent facilement dépouiller de leur périoste. Il en est de même pour la cavité orbitaire et la voûte palatine, où le périoste n'est adhérent qu'au niveau des sutures et des orifices. C'est en se fondant sur ce faible degré d'adhérence à la voûte palatine que M. le professeur Nélaton a conçu et si bien exécuté son admirable procédé de résection de la voûte palatine pour l'extirpation des polypes naso-pharyngiens. L'adhérence du périoste est aussi moins considérable chez l'enfant ; elle augmente avec l'âge.

Le périoste présente : 1° une *face profonde* en rapport avec l'os auquel il adhère par ses nombreux prolongements fibro-vasculaires et nerveux ; 2° une *face superficielle* en rapport avec les organes qui entourent l'os. Cette face présente de nombreux rapports avec les systèmes cellulaire, fibreux, tendineux, cartilagineux, séreux, musculaire, vasculaire, avec les organes des sens, la peau et les muqueuses.

A. *Tissu cellulaire.* — Dans certains points de la face superficielle du périoste, on trouve du tissu cellulaire. Cela s'observe dans les points qui sont le siége de glissements, comme dans la région épicrânienne, où le périoste est séparé de l'aponévrose par une couche celluleuse lâche, et à la face interne du tibia, où le périoste est séparé de la peau par du tissu cellulaire.

B. *Tissu fibreux.* — Sur un grand nombre d'os, par exemple sur les os longs des membres, le périoste reçoit non-seulement l'insertion des deux ligaments interosseux de l'avant-bras et de la jambe, mais encore celle des cloisons aponévrotiques qui se détachent de l'aponévrose principale du membre pour diviser en plusieurs groupes les muscles de la région. Le tissu qui compose ces cloisons et les ligaments se confond avec celui du périoste.

Aux extrémités des os, le périoste est recouvert par une couche de tissu fibreux assez épaisse qui le renforce et qui se creuse de gouttières pour laisser glisser de nombreux tendons. Cela s'observe surtout aux extrémités des os longs des membres, surtout au radius, au fémur, au tibia.

Aux extrémités des os, quand un ligament prend insertion, le périoste disparaît, de sorte que le ligament s'implante directement sur la substance osseuse. Les fibres qui composent le périoste sont contiguës seulement à celles du ligament.

Ce sont les nombreuses connexions du périoste avec le tissu fibreux qui ont fait considérer par quelques anatomistes cette membrane comme le point de départ des tendons, des ligaments et aponévroses.

C. *Tendons.* — Sur le corps des os et aux extrémités, quand un tendon prend insertion, ses fibres s'implantent directement sur la surface osseuse, et le périoste disparaît.

D. *Cartilages.* — Au niveau des articulations, le périoste s'amincit peu à peu et cesse exactement sur les limites du cartilage articulaire auquel il adhère assez pour pouvoir être enlevé avec lui après une macération prolongée.

A la tête, le périoste contracte une adhérence intime avec le *cartilage sutural* qui remplit les sutures des jeunes sujets. C'est cette raison qui fait que le céphalæmatome, ou tumeur sanguine des nouveau-nés développée entre le périoste et l'os, existe presque constamment à côté de la ligne médiane.

E. *Séreuses.* — Le périoste affecte des rapports avec le système séreux. Sans parler de la dure-mère, qui possède des rapports étendus avec l'arachnoïde, nous voyons le périoste de la face interne des côtes être en rapport avec la plèvre. Dans des points nombreux, il est en rapport avec des séreuses tendineuses et sous-cutanées; les premières se trouvent aux extrémités des os longs dans les mêmes points où l'on rencontre les coulisses fibreuses ; les secondes, sur les saillies osseuses, épithrochlée, épicondyle, olécrâne, etc., etc., là où la peau est soumise à des frottements.

F. *Muscles.* — La membrane nourricière des os est en rapport avec des muscles nombreux. Les uns glissent sur elle dans des gaînes fibreuses au moyen de séreuses tendineuses, les autres au moyen de tissu cellulaire ; mais, en certains points, les fibres musculaires s'implantent directement sur elle, et là elle s'amincit ; ex. : le brachial antérieur au bras, le court péronier latéral, les extenseurs des orteils, les jambiers, le poplité, à la jambe, etc.

G. *Vaisseaux.* — Quelques gros vaisseaux rares passent sur le périoste, tels que l'aorte et la veine cave inférieure au niveau des vertèbres. Ils en sont séparés par du tissu cellulaire. C'est dans la plupart des points où le périoste est en rapport avec de gros vaisseaux que l'on peut sentir les pulsations artérielles ; ex. : l'artère faciale sur le maxillaire inférieur ; l'artère fémorale sur l'éminence iléo-pectinée et sur le tiers inférieur du fémur ; l'artère tibiale antérieure à la partie inférieure de la face externe du tibia.

H. *Organes des sens.* — Le périoste ne présente quelque consi-

dération que dans la partie qui recouvre l'oreille interne. Il se continue sur la face interne de la lame des contours et du limaçon, sur
la face interne du vestibule et des canaux demi-circulaires en s'appliquant à la face interne du tympan secondaire de Scarpa, qui
ferme la fenêtre ronde, et à la fenêtre ovale. Ce périoste très-mince,
rosé chez le fœtus, blanc chez l'adulte, exhale le liquide de Cotugno
ou périlymphe. Il se continue avec le périoste extra-crânien à travers
l'aqueduc du limaçon.

I. *Peau.* — Le périoste présente peu de rapports avec la peau.
Une seule région est dans ce cas, c'est la face interne du tibia où,
dans toute son étendue, excepté en haut et en bas, elle est séparée
de la peau seulement par une couche mince de tissu cellulaire. Aux
extrémités des troisièmes phalanges, le périoste se confond avec le
derme de la peau.

J. *Muqueuses.* — Dans les cavités de la face, les muqueuses sont
extrêmement adhérentes au périoste avec lequel leur derme se confond. C'est ce qui leur a fait donner le nom de *fibro-muqueuses.*
Dans ces régions, le périoste adhère plus à la muqueuse qu'à l'os;
ex. : fosses nasales, voûte palatine, caisse du tympan, gencives. Il
faut excepter de cette règle la voûte du pharynx, où le périoste,
bien que très-adhérent à la muqueuse, est aussi très-adhérent à l'os.

Du périoste dans les diverses régions. — Dans certaines
régions, le périoste mérite quelques considérations.

Nous avons vu les particularités qu'il présente : 1° aux extrémités
des os longs, 2° au col du fémur, 3° à la surface basilaire de l'occipital, 4° à la voûte palatine et aux gencives, 5° aux fosses nasales,
6° dans la caisse du tympan et dans l'oreille interne. Sur les os
larges et sur les os courts, il se comporte de la même manière, ces-
sant d'exister au niveau des surfaces articulaires et affectant de
nombreux rapports avec les divers tissus, surtout avec le tissu
fibreux.

Mais au *crâne* et à la *colonne vertébrale*, il présente quelques particularités intéressantes. A la voûte, le périoste ou péricrâne, au lieu
de cesser au niveau des articulations, contracte une adhérence
intime avec le cartilage sutural indiqué pour la première fois en
1730 par Hunauld. Ce cartilage sutural adhère intimement aussi à
la dure-mère. A la base du crâne et à la colonne, le périoste se comporte comme sur les autres points du squelette ; mais, au niveau des
trous de conjugaison et des trous de la base du crâne, il pénètre
dans ces trous pour se continuer avec la dure-mère crânienne et
rachidienne comme il se continue à la voûte à travers les sutures, de
sorte qu'on pourrait considérer ces deux membranes comme deux
feuillets entre lesquels se seraient développés les os du crâne et la

colonne vertébrale. La dure-mère serait donc considérée comme un périoste interne, et avec raison, puisque la surface interne de ces os n'est pas pourvue d'une autre membrane fibreuse, puisque la dure-mère les tapisse dans tous les points, puisque enfin l'expérience démontre que la dure-mère présente les mêmes propriétés que le périoste. Il est vrai que ses propriétés ne sont pas aussi énergiques que celles du périoste, mais elles existent évidemment, et, seraient-elles encore plus faibles, on ne pourrait lui refuser le nom de *périoste*.

Nous verrons bientôt que le périoste du crâne diffère aussi du reste du périoste au point de vue physiologique.

Structure du périoste. — Le périoste est composé : 1° d'un *tissu propre* qui a des propriétés spéciales analogues aux propriétés de tissu que l'on rencontre dans les glandes par exemple, car, comme celles-ci, il est chargé d'exhaler une lymphe spéciale, un blastème particulier au sein duquel doit se développer la substance osseuse ; 2° de *vaisseaux ;* 3° de *nerfs*.

1° Tissu propre. — Il est formé de deux éléments : A. la *fibre lamineuse*, B. la *fibre élastique*. Ces deux éléments ne forment pas deux couches distinctes comme le prétendent certains auteurs, et l'on ne saurait trop s'élever contre ces abus de divisions et de sub-divisions des membranes en plusieurs couches, lorsqu'elles n'existent réellement pas. Ce qu'on peut dire, c'est que la fibre lamineuse est plus abondante à la face superficielle du périoste et que la fibre élastique est plus abondante dans la couche profonde ; mais, quant à la séparation de ces deux couches en membranes, elle est impossible.

Nous dirons donc qu'à la face superficielle du périoste on trouve des fibres lamineuses isolées et fasciculées formant un tissu feutré affectant une direction longitudinale dans les os longs. C'est entre ces fibres lamineuses qu'on trouve quelques cellules adipeuses. C'est encore là que les vaisseaux et les nerfs du périoste se divisent pour se porter ensuite dans l'os en traversant les couches profondes.

La face profonde du périoste est formée presque uniquement de fibres élastiques, les unes appartenant à la variété dartoïque, les autres à la variété fibreuse anastomosée.

2° Vaisseaux. — Les *artères* du périoste sont nombreuses. Les unes, volumineuses, ne font que le traverser pour se porter dans les trous nourriciers des os, les autres s'y ramifient pour se porter ensuite sous forme de capillaires dans les petits trous de la surface de l'os qui communiquent avec les canaux de Havers.

Les *veines* y sont plus nombreuses que les artères. On trouve en général deux veinules pour une artériole.

Les *vaisseaux lymphatiques* n'ont pas encore été démontrés.

1.

3° Nerfs. — Les nerfs sont nombreux. La plupart traversent le périoste pour se porter au tissu osseux et surtout à la substance médullaire, un petit nombre seulement s'y ramifient.

Usages du périoste. — Quels sont les usages du périoste ?

C'est dans son épaisseur que se subdivisent les vaisseaux qui vont à l'os. Il sert donc de crible à ces vaisseaux. Cela est évident, mais il est doué d'un usage bien plus important, c'est la propriété qu'il possède d'exhaler continuellement un blastème qui sert à l'accroissement des os.

Chaque tissu dans l'économie possède des propriétés particulières. Tandis que les acini de la parotide sécrètent de la salive, tandis que ceux du foie forment de la bile, le tissu du périoste fournit un liquide qui forme l'os. Le blastème exhalé par les extrémités d'un muscle coupé forme le muscle, celui d'un nerf forme le nerf, ainsi que l'ont démontré dans ces derniers temps MM. Vulpian et Phelipeaux.

Cette propriété du périoste est des plus évidentes. Elle se manifeste dans la cicatrisation des fractures, dans la formation du nouvel os après l'évidement. Enfin, expérimentalement, M. Ollier, chirurgien en chef de l'Hôtel-Dieu de Lyon, vient de démontrer péremptoirement les propriétés du périoste.

Je ne rappellerai pas ici les expériences de Duhamel du Monceau et de M. Flourens sur la garance, je me contenterai d'indiquer quelques-uns des résultats obtenus par M. Ollier. A plusieurs reprises (1858, 1859 et 1860), cet habile chirurgien a fait des communications à l'Académie des sciences et à la Société de biologie (1860). On trouvera dans la *Gazette hebdomadaire* (années 1858, 1859 et 1860) un long mémoire de cet auteur, ainsi que dans le *Journal de physiologie* de M. Brown-Séquard.

Les expériences de M. Ollier démontrent que le périoste porte en lui-même la propriété de régénérer le tissu osseux, car il a pu, par des transplantations de fragments de périoste, produire des os artificiels, non-seulement dans les tissus du même animal, mais encore dans les tissus mous d'une espèce différente (du chien au lapin). Bien plus, il a pris des lambeaux du périoste sur un animal mort depuis une heure, et après l'avoir greffé sur un autre animal de la même espèce, il a vu se reproduire un os représentant la forme du lambeau périostique et s'y développer des vaisseaux. Ces expériences ont été faites dans la crête des coqs, sous la peau du crâne et de l'aine d'un lapin, et sur le cabiai, le poulet, le pigeon.

M. Ollier a conclu de ces dernières expériences que la cessation de la circulation et de la respiration n'entraîne pas immédiatement la perte des propriétés des tissus.

Dans le cas où la transplantation du périoste ne donne pas un os

nouveau, il joue le rôle de corps étranger et occasionne de la sup-
puration.

Le 1er août 1859, M. Ollier fit une communication à l'Académie
des sciences et rendit compte d'expériences analogues qu'il venait
de faire sur la dure-mère. Il a fait des transplantations de cette
membrane comme il avait fait pour le périoste, et il a remarqué
qu'elle donnait naissance à de petits os parfaitement constitués et
possédant les caractères anatomiques de la substance osseuse. Cette
propriété de la dure-mère diminue avec l'âge, d'après les expériences
de M. Ollier. De plus,. la surface externe seule de cette membrane
serait douée de la propriété de régénérer le tissu osseux, de sorte
que la surface externe de la dure-mère devrait seule être considérée
comme périoste. Les cloisons de la dure-mère, comme la faux du
cerveau et la tente du cervelet, ne sont pas susceptibles de s'ossifier
par la transplantation.

Bien que le périoste serve à la formation du tissu osseux, il ne
faudrait pas croire qu'un décollement même étendu de cette membrane entraînât nécessairement la mort de l'os. J. L. Petit et Tenon
s'étaient élevés dès le xviiie siècle contre cette pratique erronée qui
consistait à recouvrir de topiques irritants les surfaces osseuses
dénudées dans le but d'en déterminer la mortification, persuadé
qu'on était que les os dénudés devaient inévitablement être frappés
de mort.

Le périoste externe du crâne, de même que la dure-mère, ou
périoste interne, a une force de réparation beaucoup moins grande
qu'ailleurs. L'absence de cal dans la plupart des fractures de là base
du crâne le démontre. J. L. Petit et Tenon, dans le siècle dernier,
MM. Velpeau et Richet, de nos jours, ont insisté sur ce point et ont
fait voir que dans les réparations osseuses du crâne la surface de la
plaie osseuse fournit plus de matériaux que les membranes elles-
mêmes, comme cela s'observe après l'opération du trépan.

Il a souvent été question de la sensibilité du périoste.

M. le professeur Jobert (de Lamballe) a présenté à l'Académie
des sciences (séance du 17 août 1863) des observations relatives à
la régénération et à la réparation des tissus. Ce savant professeur a
adopté les idées de Haller sur la sensibilité du périoste. Le grand
physiologiste, après avoir coupé, déchiré, brûlé le périoste sur différents animaux, sans déterminer de douleur, après avoir vu la douleur suivre la cautérisation et l'incision du péricrâne, a conclu que
la membrane nourricière des os est presque insensible, et que ce
n'est qu'exceptionnellement qu'on y découvre la sensibilité dans les
régions où les nerfs pénètrent dans les os.

Le résultat de ses expériences résume parfaitement la question
de sensibilité du périoste.

Substance médullaire, ou moelle. — Elle remplit le canal médullaire des os et les aréoles du tissu spongieux. Elle est très-vasculaire et renferme très-peu de graisse chez le fœtus, tandis que chez l'adulte et plus encore chez le vieillard, elle se charge de graisse et devient moins vasculaire.

Elle est formée, selon M. Ch. Robin : 1° de *matière amorphe*, 2° de *myéloplaxes*, 3° de *médullocelles*, 4° de *vésicules graisseuses*, 5° de *fibres lamineuses*, 6° de *fibres nerveuses*, 7° de *vaisseaux capillaires*.

Vaisseaux des os. — Les os présentent à leur surface des trous qui laissent passer les vaisseaux. Dans les os longs, on trouve sur la diaphyse un trou volumineux, *trou nourricier*, situé en avant pour les trois os longs du membre supérieur et se dirigeant vers le coude ; en arrière, pour les trois os longs du membre inférieur et s'éloignant du genou.

Aux extrémités des os longs, on voit des trous nombreux d'un volume assez considérable. Enfin, la surface de l'os est parsemée de petits trous presque microscopiques.

Ces trous sont désignés sous les noms de *trous nourriciers de premier, deuxième, troisième ordre*. Les deux derniers existent seuls dans les os plats et les os courts.

Les *artères* des os sont nombreuses. L'artère principale, appelée aussi *artère nourricière*, pénètre par le trou nourricier et va se ramifier dans le canal médullaire, où elle s'anastomose avec les artères de deuxième et de troisième ordre, pour former un réseau vasculaire à mailles très-serrées, situé entre l'os et la moelle. C'est ce réseau que les anciens appelaient *membrane médullaire, périoste interne.* M. le professeur Gosselin a parfaitement démontré, avec M. Regnault, que cette prétendue membrane n'existe pas (1).

D'autres artères pénètrent par les trous moins volumineux, que l'on trouve aux extrémités des os longs et à la surface des os plats et des os courts. Elles se ramifient et se portent, les unes dans les canaux de Havers, les autres à la surface interne du canal médullaire pour concourir à la formation du réseau médullaire. Les artères de troisième ordre, très-petites, se détachent du périoste et pénètrent dans la substance de l'os par les nombreux petits trous que l'on y remarque. Elles se portent dans les canaux de Havers.

Les *veines* sont nombreuses et accompagnent les artères dans le corps des os longs. En d'autres points, elles en sont distinctes, comme aux extrémités des os longs, dans les os du crâne et dans les vertèbres où elles affectent une disposition spéciale. Dans ces trois régions, les veines sont volumineuses et formées uniquement par la

(1) Voyez, pour plus de détails, mon *Traité élémentaire d'histologie.*

membrane interne qui s'applique au tissu osseux. Aussi, lorsque l'os est brisé, ces veines restent-elles béantes et s'enflamment-elles facilement au contact de l'air. Elle prennent, dans ces deux régions, le nom de *sinus veineux*. Au crâne, on les connaît sous le nom de *canaux veineux* de Dupuytren, depuis que ce grand chirurgien les a étudiées.

Les *lymphatiques* y sont soupçonnés par les anatomistes, mais on ne les y a pas démontrés. Les phénomènes de résorption dont les os sont le siége, n'indiquent pas que ces organes sont pourvus de lymphatiques, car cette résorption peut se faire incontestablement par les veines.

Nerfs des os. — Ils sont très-nombreux ; M. Gros les a étudiés ; ils ont été étudiés aussi par les micrographes. Ils traversent les trous vasculaires des os et vont se terminer, non pas dans le tissu osseux, mais dans la substance médullaire.

§ 3. — Ossification du squelette.

Quelques jours après la fécondation, le squelette de l'embryon est cartilagineux. Au bout de quelques semaines, la substance saline est apportée en certains points du squelette, points invariables pour chaque os, pour y constituer des *points d'ossification*. Les points osseux qui s'étendent en tous sens pour former les diverses parties de l'os, comme celui du corps des os longs, s'appellent *points d'ossification primitifs*. On appelle *points d'ossification complémentaires* ou *épiphysaires* ceux qui sont surajoutés, déposés pour ainsi dire sur un point quelconque de l'os, et le plus souvent destinés à constituer une saillie, ex. : épithrochlée, épicondyle.

L'étude des points d'ossification offre à considérer : 1º l'époque de l'apparition des divers points osseux ; 2º l'époque de leur réunion, de leur soudure.

Le premier point d'ossification qui se montre apparaît dans la clavicule avant le trente-cinquième jour de la vie fœtale. Presque à la même époque, mais un peu plus tard, on voit apparaître un point d'ossification à la mâchoire inférieure. Un peu plus tard, avant le quarantième jour, se montrent des points osseux au maxillaire supérieur, à l'humérus, au fémur, au tibia. D'autres points osseux se développent du quarantième au cinquantième jour dans les os du crâne, la plupart des os de la face, le corps des côtes, l'omoplate, les métacarpiens, les métatarsiens et les phalanges, l'os coxal, le péroné.

L'époque de réunion des divers points varie avec les divers os du squelette. Elle est complète lorsque l'extrémité inférieure du fémur se réunit au corps, c'est-à-dire vers l'âge de vingt-cinq ans.

Accroissement des os. — Les *os longs* augmentent en volume, en épaisseur et en longueur. L'accroissement en épaisseur se fait par le dépôt successif de couches liquides exhalées par la surface profonde du périoste et devenant le siége d'ossification. Duhamel et, longtemps après lui, Flourens ont démontré ce fait par l'expérience. Ils ont nourri de jeunes animaux avec des aliments contenant de la garance; ils ont suspendu et repris tour à tour l'usage de la garance, et ils ont constaté que les os de l'animal étaient formés de couches alternativement rouges et blanches.

L'accroissement en longueur a lieu aux dépens d'une lame cartilagineuse, *cartilage épiphysaire*, qui sépare la diaphyse de l'os de l'épiphyse. Lorsque cette lame est envahie par l'ossification, l'accroissement de l'os en longueur est arrêté. Hunter et M. Flourens ont démontré cet accroissement de l'os par l'expérience. En effet : 1° si l'on perce le corps de l'os en deux points différents, on verra, au bout d'un certain temps, que l'écartement des deux trous n'a pas varié, quoique l'os se soit allongé (Hunter); 2° si l'on plante un clou sur le corps de l'os et un autre sur l'épiphyse, on verra ces deux clous s'écarter en même temps que l'os s'allongera (M. Flourens).

Les os larges et les os courts grandissent par tous les points de leur surface en même temps.

§ 4. — Méthode générale de description d'un os.

1° Nom.	10° Divisions; ex. : sternum, os coxal.
2° Espèce (long, plat ou court).	
3° Pair ou impair.	11° Régions. Faces : fords, extrémités
4° Situation.	
5° Direction.	12° Rapports.
6° Forme.	13° Conformation intérieure.
7° Volume.	14° Structure.
8° Densité.	15° Développement.
9° Dimensions.	16° Variétés anatomiques.

Ce plan est facile à suive. La direction d'un os pourrait peut-être embarrasser. Pour la comprendre, on suppose habituellement le squelette placé dans une caisse fermée, et divisé en deux parties par un plan vertical et médian qui le partagerait d'avant en arrière en deux moitiés. Le plan de la caisse situé en avant du squelette forme le plan *antérieur ;* le plan qui se trouve en arrière forme le plan *postérieur ;* les plans *externes* sont constitués par les côtés de la caisse. Les extrémités représentent les plans *supérieur* et *inférieur*. On appelle plan *médian* ou *interne* le plan fictif qui diviserait d'avant en arrière le squelette en deux parties égales.

Certains os et autres organes ont une direction simple. Ainsi ils peuvent être verticaux. On dit alors qu'ils sont dirigés de *haut en bas* ou de *bas en haut*. Ils peuvent être horizontaux, et, en ce cas, être dirigés *d'avant en arrière*, c'est-à-dire du plan antérieur vers le plan postérieur ; ou dirigés de *dedans en dehors*, c'est-à-dire du plan interne ou médian vers le plan externe.

La direction peut ne pas être si simple. Supposons, par exemple, qu'un os long vertical, comme nous l'avons supposé plus haut, présente son extrémité supérieure inclinée un peu en dehors, comme on le voit au fémur, on dit alors que l'os est dirigé obliquement de *haut en bas* et de *dehors en dedans*. Si l'extrémité supérieure, au lieu d'être inclinée en dehors, était inclinée en arrière, comme on le voit au sternum, on dirait alors que l'os est dirigé obliquement de *haut en bas* et d'*arrière en avant*.

La direction peut être encore plus compliquée. L'extrémité supérieure de l'os pourrait être inclinée du côté du plan externe et en même temps du côté du plan postérieur, c'est-à-dire en dehors et en arrière : on dit alors que l'organe est dirigé obliquement de haut en bas, d'arrière en avant et de dehors en dedans. Cela veut dire que l'une des extrémités est *supérieure, externe* et *postérieure*, c'est-à-dire rapprochée des trois plans de même nom, par rapport à l'autre extrémité qui est *inférieure, interne* et *antérieure*. Il faut, dans cette énumération, revenir constamment au point de départ : nous nous ferons mieux comprendre par un exemple. Ainsi l'humérus est dirigé de *haut* en bas, d'*arrière* en avant, de *dehors* en dedans. Les mots « haut, arrière et dehors » sont le point de départ de chacune des trois directions et se rapportent à l'extrémité supérieure.

§ 5. — De la préparation des os,

La facilité avec laquelle on se procure aujourd'hui des os parfaitement préparés fait que peu d'élèves se livrent eux-mêmes à cette préparation. On peut les préparer de trois manières : 1° par l'*ébullition* prolongée dans l'eau ; 2° par la *macération* pendant vingt-quatre ou trente-six heures dans de l'eau à laquelle on a ajouté un quart d'hypochlorite de soude ; 3° par la *macération prolongée* dans l'eau simple. Ce dernier procédé, de beaucoup le plus long, est celui qui donne les meilleurs résultats. C'est ainsi qu'on a des os blancs, secs, au lieu d'os jaunes et gras que donnent les autres procédés.

Pour ce dernier mode de préparation, on place les os que l'on veut conserver dans une cuve remplie d'eau, après les avoir séparés au niveau des articulations et après les avoir dépouillé le plus possible des parties molles. On les abandonne dans cette cuve pendant un temps variable selon la saison, mais qui nécessite presque toujours plusieurs mois. On reconnaît que la macération est suffisamment prolongée lorsque les disques fibreux intervertébraux se détachent des vertèbres. On enlève alors les parties molles avec un linge rude, une rugine et avec une brosse rude pour terminer l'opération. Il faut avoir soin de ne pas entamer la surface osseuse au moyen de la rugine. Ensuite on expose ces os à l'air en les arrosant de temps en temps pendant trois à quatre semaines.

CHAPITRE II.

DES OS EN PARTICULIER.

ARTICLE PREMIER.

TÊTE.

La tête est composée de vingt-deux os, non compris les osselets de l'ouïe, huit constituent le crâne, quatorze forment la face.

§ 1. — Crâne.

Le crâne est composé de huit os ; quatre impairs : frontal, ethmoïde, sphénoïde, occipital ; quatre pairs : les pariétaux, les temporaux.

I. — FRONTAL.

Position. — Placez en avant la surface convexe, en bas la surface qui présente à la partie moyenne une grande échancrure.

Os impair, médian, symétrique, situé à la partie antérieure du crâne ; il présente à étudier trois faces et trois bords.

Face antérieure. — Convexe ; elle présente sur la ligne médiane et de bas en haut la bosse frontale moyenne, et la suture frontale qui disparaît chez l'adulte. De chaque côté, une bosse, dont la saillie est souvent en rapport avec un certain développement de l'intelligence, c'est la *bosse frontale.* Au-dessus de cette bosse, cette face est lisse et se porte, en fuyant, en haut et en arrière ; au-dessous, une gouttière ; plus bas, une saillie décrivant une courbe à concavité inférieure, c'est l'*arcade sourcilière* qui donne insertion, par sa partie interne, au muscle sourcilier. Toutes ces parties sont recouvertes par le muscle frontal et l'aponévrose épicrânienne. De chaque côté de la face antérieure, on trouve une surface triangulaire allongée, à sommet supérieur, faisant partie de la fosse temporale, donnant attache au muscle temporal, et séparée du reste de la face antérieure par une ligne rugueuse qui se confond avec celle qui limite de tous côtés la fosse temporale.

Face postérieure. — On y trouve, sur la ligne médiane, de bas en haut : 1° le *trou borgne*, qui loge une expansion de la dure-mère et une petite veine qui va se jeter dans le sinus longitudinal supérieur ; 2° la *crête frontale*, de 3 à 4 centimètres de long, pour l'insertion de la faux du cerveau ; 3° la *gouttière longitudinale*, qui forme le commencement de la gouttière longitudinale supérieure ; 4° au-dessous, une large échancrure, l'*échancrure ethmoïdale*. De chaque côté de la ligne médiane il existe : 1° une dépression, *fosse frontale*, dont la profondeur est le plus souvent en rapport avec la saillie des bosses frontales ; 2° une saillie au-dessous, *bosse orbitaire*, formée par une paroi osseuse très-mince. Cette face est parsemée dans toute son étendue d'éminences mamillaires et d'impressions digitales, beaucoup plus marquées sur la bosse orbitaire.

Face inférieure. — Elle présente : 1° sur ses parties latérales, la voûte de l'orbite, triangulaire, lisse, creusée d'une fossette, à sa partie externe, *fossette lacrymale*, pour loger la glande lacrymale ; 2° sur la ligne médiane, l'*échancrure ethmoïdale*, destinée à l'articulation de l'ethmoïde ; sur sa partie antérieure on trouve des rugosités et une épine appartenant au bord antérieur. Les parties latérales de cette échancrure présentent des demi-cellules qui s'articulent avec celles de l'ethmoïde, et à la partie antérieure avec l'os unguis ; l'orifice des sinus frontaux et deux gouttières transversales, qui se réunissent à des gouttières semblables de l'ethmoïde pour former de chaque côté les deux *trous orbitaires internes*.

Bord supérieur. — Dentelé, épais, articulé avec le bord antérieur du pariétal, il est taillé en biseau aux dépens de la table interne en haut, aux dépens de la table externe en bas, où il est plus mince ; il décrit une courbe concave inférieurement.

Bord antérieur. — Il présente : 1° sur la ligne médiane la partie antérieure de l'échancrure ethmoïdale. On y trouve un prolongement, *épine nasale supérieure*, s'articulant en avant avec les os propres du nez, en arrière sur la ligne médiane avec la lame perpendiculaire de l'ethmoïde, et concourant de chaque côté à la formation de la voûte des fosses nasales. On y trouve aussi des rugosités très-prononcées qui s'articulent en dedans avec les os propres du nez, en dehors avec l'apophyse montante du maxillaire supérieur. 2° Sur les parties latérales, l'*arcade orbitaire*, bord osseux lisse, concave inférieurement, épais en dedans, mince et tranchant en dehors. Elle est limitée en dedans et en dehors par deux saillies, l'*apophyse orbitaire interne* qui s'articule avec l'apophyse montante du maxillaire supérieur, et l'*apophyse orbitaire externe* qui s'articule avec l'os malaire.

Bord postérieur. — Mince et tranchant, il n'existe pas sur la ligne médiane où l'on trouve l'échancrure ethmoïdale. De chaque côté, ce bord est taillé en biseau aux dépens de sa table supérieure, pour s'articuler avec les petites ailes du sphénoïde. Aux extrémités de ce bord se trouve une facette triangulaire très-rugueuse et large. Cette facette, qui s'articule avec la grande aile du sphénoïde, est le point de rencontre des trois bords de l'os qui se rendent à chacun de ses angles.

Développement. — Deux points d'ossification, un de chaque côté de la ligne médiane. En se réunissant, ils forment la suture frontale. Il est creusé à sa partie inférieure et médiane de deux cavités qui se montrent de onze à treize ans, *sinus frontaux*. Elles sont ordinairement séparées par une cloison ; elles communiquent à travers l'infundibulum de l'ethmoïde avec le méat moyen des fosses nasales, et sont tapissées par un prolongement de la muqueuse pituitaire.

Le frontal s'articule avec douze os : les deux pariétaux, le sphénoïde et l'ethmoïde, du côté du crâne ; les malaires, les unguis, les maxillaires supérieurs, les os propres du nez, du côté de la face.

II. — ETHMOÏDE.

Position. — Placez en avant et en haut l'apophyse qui a la forme d'une crête.

Os impair, médian, symétrique, situé à la base du crâne, en arrière du frontal, en avant du sphénoïde, au-dessus des fosses nasales, entre les cavités orbitaires.

Cet os est formé de deux parties distinctes : 1° la *partie médiane ;* 2° les *masses latérales.*

La *partie médiane* est formée par deux lames osseuses qui se coupent perpendiculairement. L'une, verticale, forme : 1° à la partie supérieure, une apophyse triangulaire épaisse, se terminant insensiblement en arrière, placée immédiatement en arrière du trou borgne du frontal et donnant insertion à la faux du cerveau, c'est l'*apophyse crista-galli* ; 2° à sa partie inférieure, beaucoup plus longue et plus mince, la *lame perpendiculaire de l'ethmoïde*, creusée sur ses deux faces de petites gouttières pour des vaisseaux et des nerfs, articulée en avant avec l'épine nasale du frontal et les os propres du nez, en arrière avec le sphénoïde, en bas et en arrière avec le vomer, en bas et en avant, à l'état frais seulement, avec le cartilage de la cloison des fosses nasales.

L'autre lame, horizontale, croisant la précédente à l'union de la lame perpendiculaire et de l'apophyse crista-galli, constitue la *lame criblée* de l'ethmoïde, qui supporte par ses deux bords les *masses latérales* de cet os qui y sont appendues. De chaque côté de l'apophyse crista-galli, la face supérieure de cette lame criblée et creusée en forme de gouttière plus profonde en avant, c'est la *gouttière ethmoïdale*. On y trouve des trous nombreux disposés plus ou moins régulièrement sur deux lignes antéro-postérieures, au nombre de dix-huit ou vingt, et donnant passage aux filets du nerf olfactif et aux ramifications des artères ethmoïdales. On y trouve encore de chaque côté de l'apophyse crista-galli une fente, *fente ethmoïdale*, où passe le filet ethmoïdal du rameau nasal du nerf ophthalmique de Willis, et une branche de l'artère ethmoïdale antérieure. La lame criblée par sa partie inférieure forme la plus grande partie de la voûte des fosses nasales.

Les *masses latérales* sont cubiques. Elles sont placées entre les fosses nasales et les cavités orbitaires, et réunies l'une à l'autre seulement par la lame criblée de l'ethmoïde. Elles présentent six faces.

Face externe. — Cette face formée par l'*os planum* ou *lame papyracée*, est lisse, un peu sinueuse, et articulée avec le frontal en haut, le maxillaire supérieur et le palatin en bas, l'unguis en avant et le sphénoïde en arrière.

Face interne. — Elle forme une grande partie de la paroi externe des fosses nasales. On y trouve tout à fait en haut une saillie plus marquée en arrière, c'est le *cornet supérieur des fosses nasales* ou *cornet de Morgagni*. Au-dessous une dépression qui communique avec les cellules postérieures de l'ethmoïde, *méat supérieur des fosses nasales*. En bas une saillie plus considérable que la première, formée par une lamelle osseuse contournée sur elle-même et convexe en dedans, c'est le *cornet moyen*. Cette face présente, comme la lame perpendiculaire, de petites gouttières ramifiées pour loger des vaisseaux et des nerfs.

Face supérieure. — Elle présente des dépressions qui se réunissent à celles de l'échancrure ethmoïdale du frontal et deux gouttières transversales formant avec celles du frontal les trous orbitaires internes.

Face inférieure. — Plus irrégulière que la supérieure, elle offre à considérer : 1° le bord inférieur du cornet moyen ; 2° une cavité placée au-dessous, *méat moyen*, au fond et en avant de laquelle se trouve un conduit osseux de 2 à 3 millimètres de diamètre, convexe en avant et se dirigeant vers le sinus frontal. Ce conduit qui communique avec les cellules ethmoïdales antérieures s'appelle *infundibulum* : 3° Du fond de ce méat, on voit sortir une lamelle osseuse, mince, libre et qui se dirige par une extrémité libre vers l'orifice du sinus maxillaire. Cette lamelle osseuse concourt à rétrécir l'orifice du sinus : elle s'appelle apophyse *unciforme*.

Face antérieure. — Elle se place derrière l'apophyse montante du maxillaire supérieur, en dedans et en arrière de l'os unguis.

Face postérieure. — Elle s'articule avec la face antérieure du corps du sphénoïde. Entre les deux masses latérales, le bord postérieur de la lame criblée s'articule aussi avec le corps du sphénoïde.

Cet os est presque entièrement formé de tissu compacte, et s'il est léger, s'il surnage dans l'eau, cela tient à ce que les lamelles compactes sont séparées par de nombreuses cavités. Ces cavités sont divisées en deux groupes : 1° les *cellules ethmoïdales antérieures* indépendantes des autres, communiquant avec l'infundibulum et le méat moyen ; 2° les *cellules ethmoïdales postérieures* indépendantes des premières et communiquant avec le méat supérieur.

Cet os s'articule avec treize os : le frontal et le sphénoïde du côté du crâne ; les os propres du nez, les unguis, les maxillaires supérieurs, les palatins, les cornets inférieurs et le vomer du côté de la face.

Développement. — Trois points osseux : un pour les masses latérales, un pour l'apophyse crista-galli. Le premier apparaît au cinquième mois, le deuxième après la naissance. Les cellules ethmoïdales ne sont complètes qu'à l'âge de cinq ans.

III. — Sphénoïde.

Position. — Placez en haut et en avant les deux extrémités du plus grand diamètre de l'os.

Situé à la partie moyenne de la base du crâne, enclavé au milieu des autres os qui constituent la base, il est placé derrière l'ethmoïde et le frontal, en avant de l'occipital et du rocher, et concourt à former la cavité crânienne, les fosses nasales, les cavités orbitaires, la fosse temporale, la fosse zygomatique et la fosse ptérygo-maxillaire.

Pour étudier cet os avec fruit, on doit ne considérer que le corps, qui est cubique et qui présente par conséquent six faces. Il faut décrire avec chacune de ces faces le prolongement qui s'y rattache. C'est ainsi que nous examinerons : 1° la petite aile du sphénoïde avec la face supérieure ; 2° l'apophyse ptérygoïde avec la face inférieure ; 3° la grande aile avec la face latérale.

Face antérieure. — Elle est placée derrière l'ethmoïde. Elle présente : 1° de chaque côté de la ligne médiane, l'orifice des *sinus sphénoïdaux*, en partie fermés par une lamelle osseuse, *cornet de*

Bertin, et tapissés par un prolongement de la muqueuse des fosses nasales; 2° entre les deux sinus une ligne rugueuse médiane et verticale formant en bas la crête sphénoïdale qui s'articule avec la lame perpendiculaire de l'ethmoïde; 3° au-dessus des orifices une ligne rugueuse transversale, s'articulant avec le bord postérieur de la lame criblée de l'ethmoïde, au-dessous de laquelle correspondent les sinus sphénoïdaux ; 4° en dehors une surface rugueuse verticale plus large s'articulant avec la face postérieure des masses latérales de l'ethmoïde et avec l'os palatin.

Face postérieure. — Petite, quadrilatère, rugueuse, elle s'articule dans toute son étendue avec l'occipital, et dans la plupart des os qu'on étudie, cette face est formée par un trait de scie nécessité par la réunion précoce du sphénoïde et de l'occipital.

Face supérieure. — Elle présente d'avant en arrière et sur la ligne médiane : 1° une petite crête qui s'articule avec le bord postérieur de la lame criblée de l'ethmoïde; 2° une surface lisse, quadrilatère, sur laquelle sont creusées de chaque côté de la ligne médiane d'avant en arrière deux gouttières très-peu marquées, *gouttières olfactives* ; 3° une gouttière transversale un peu concave en avant, *gouttière optique*, se terminant de chaque côté par un petit canal oblique en bas, en avant et en dehors, *trou optique :* sur la gouttière repose le *chiasma* des nerfs optiques, dans le trou passent le nerf optique et l'artère ophthalmique ; 4° une dépression profonde, *selle turcique* ou *fosse pituitaire*, qui loge la glande pituitaire ; 5° la *lame quadrilatère* du sphénoïde séparant la selle turcique de la gouttière basilaire. Cette lame osseuse présente sur ses bords latéraux deux échancrures : la supérieure, dans laquelle passe le nerf moteur oculaire commun, et l'inférieure pour le nerf moteur oculaire externe. Les deux angles libres de cette lame présentent une saillie, *apophyse clinoïde postérieure*. Sur les parties latérales de cette face, on trouve : 1° une gouttière, *gouttière caverneuse*, oblique de bas en haut, d'arrière en avant, étendue du trou déchiré antérieur à la base de la petite aile du sphénoïde, décrivant deux courbures, la postérieure concave en bas, l'antérieure concave en haut : l'artère carotide interne est située dans cette gouttière de même que le sinus caverneux ; 2° une saillie arrondie formant l'angle postérieur de la petite aile du sphénoïde, c'est l'*apophyse clinoïde antérieure* ; 3° entre les apophyses clinoïdes antérieure et postérieure, de chaque côté de la selle turcique, on trouve un petit tubercule, *apophyse clinoïde moyenne,* dont le développement est variable suivant les sujets, et qui quelquefois envoie un prolongement osseux aux apophyses clinoïdes antérieure et postérieure.

Petites ailes du sphénoïde ou *apophyses d'Ingrassias.* — Prolongement mince et triangulaire dont la face supérieure concourt à former l'étage antérieur de la base du crâne, et dont la face inférieure concourt à former la voûte orbitaire et la fente sphénoïdale. Le bord antérieur des petites ailes, rugueux, est articulé avec le bord postérieur du frontal. Le bord postérieur, très-mince et lisse, sépare l'étage moyen de l'étage supérieur de la base du crâne. Le bord interne, confondu avec le corps ou sphénoïde, est traversé par le trou optique et présente une échancrure qui limite en avant la gouttière caverneuse. L'angle antérieur est confondu avec le corps de l'os. L'angle postérieur forme l'apophyse clinoïde antérieure. L'angle externe, très-aigu, très-mince, forme le sommet du triangle, il se termine en s'effilant contre le bord postérieur du frontal ; on l'appelle *apophyse ensiforme* ou *xiphoïde*.

Face inférieure. — On y voit, sur la ligne médiane : une crête qui s'insinue dans la gouttière du bord supérieur du vomer, cette crête, *rostrum* ou *bec* du sphénoïde, se continue avec la crête de la face antérieure ; de chaque côté de la crête, une gouttière qui reçoit les bords de la gouttière du vomer ; un peu en dehors, une petite gouttière se terminant souvent en avant par le conduit *ptérygo-palatin* qui va s'ouvrir dans la fosse ptérygo-maxillaire et qui laisse passer l'artère ptérygo-palatine et le nerf pharyngien de Bock.

Deux prolongements, les *apophyses ptérygoïdes*, se rattachent à cette face. L'apophyse ptérygoïde présente une base confondue avec le reste de l'os ; un sommet bifurqué ; une face-interne qui fait partie des fosses nasales ; une face externe qui fait partie de la fosse zygomatique ; une face antérieure, lisse dans sa moitié supérieure pour concourir à la formation de la fosse ptérygo-maxillaire, rugueuse au-dessous pour s'articuler avec le palatin ; une face postérieure concave, c'est la *fosse ptérygoïdienne*, profonde, et donnant insertion dans toute son étendue au muscle ptérygoïdien interne. A la partie supérieure de cette fosse, il existe une petite dépression ovale, *fossette naviculaire*, pour l'insertion du muscle péristaphylin externe. La bifurcation du sommet a fait donner aux deux branches de la bifurcation le nom d'*ailes* : 1° l'aile interne verticale, petite et contournée à son sommet en forme de crochet, dont la concavité regarde en dehors, ce crochet sert de poulie de réflexion au tendon du péristaphylin externe ; 2° l'aile externe large, déjetée en dehors et donnant insertion par sa face externe au muscle ptérygoïdien externe. Entre ces deux ailes, on voit une portion du palatin qui fait partie de la fosse ptérygoïdienne. Deux canaux traversent la base de cette apophyse d'avant en arrière : l'un interne, le conduit *vidien*, qui s'abouche en arrière au-dessous du trou décliné antérieur et qui donne passage au nerf vidien ; l'autre externe, le trou *grand rond*, dont l'orifice postérieur est situé dans la cavité crânienne et qui laisse passer le nerf maxillaire supérieur.

Faces latérales. — Elles sont complétement masquées par l'insertion des grandes ailes. Ces appendices présentent une face supérieure, une face externe, une face antérieure; un bord interne convexe et un bord externe concave, une extrémité inférieure ou interne, une extrémité supérieure ou externe. Les deux bords se réunissent aux deux extrémités. La grande aile est très-étendue, elle monte jusque dans la fosse temporale. Elle est concave en haut pour concourir à la formation de la cavité crânienne. La face supérieure, concave, présente des éminences mamillaires et des impressions digitales. La face externe est divisée vers la partie moyenne par une crête. La partie qui est au-dessous donne insertion au ptérygoïdien externe et fait partie de la fosse zygomatique ; celle qui est au-dessus fait partie de la fosse temporale et donne insertion au muscle temporal. La face antérieure est une petite face quadrilatère, qui concourt à former la paroi externe de la cavité orbitaire ; limitée en bas par un bord lisse qui fait partie de la fente sphéno-maxillaire, limitée en arrière par un autre bord lisse qui fait partie de la fente sphénoïdale et qui se confond en bas avec l'apophyse ptérygoïde, cette face présente deux bords rugueux et articulaires, un supérieur pour le frontal, un antérieur pour l'os malaire.

Le bord externe, concave et rugueux, est taillé en biseau en arrière aux dépens de la table interne, en avant aux dépens de la table externe. Il s'articule avec la portion écailleuse du temporal. Le bord interne, convexe et très-long, commence à l'extrémité externe et se termine à l'extrémité interne en passant par la fente sphénoïdale et sur les côtés du corps du sphénoïde. A l'origine de ce bord, en haut, existe une surface triangulaire, rugueuse, très-large, qui s'articule avec une facette semblable que nous avons déjà étudiée sur le frontal, au point de convergence des bords. C'est le long de ce bord qu'on trouve d'avant en arrière et disposés sur une ligne courbe concave en dehors, la fente sphénoïdale, le trou grand rond, le trou ovale et le trou petit rond.

Dans la fente sphénoïdale, large en dedans, étroite en dehors, limitée par la petite aile en haut, la grande aile en bas, le corps en dedans, passent les nerfs moteur oculaire commun, moteur oculaire externe, pathétique, ophthalmique de Willis, la veine ophthalmique et quelques branches de l'artère méningée moyenne. Dans le trou grand rond, placé à 2 ou 3 millimètres au-dessous de la fente, passe le nerf maxillaire supérieur; dans le trou ovale, placé à 1 centimètre en arrière du précédent, large, dirigé en arrière et en dehors, passe le nerf maxillaire inférieur et l'artère petite méningée; à 3 ou 4 millimètres en arrière et en dehors de lui, le trou petit rond ou sphéno-épineux laisse passer l'artère méningée moyenne. La portion la plus reculée du bord interne, étendue du corps du sphénoïde à l'extrémité interne de la grande aile, s'articule avec le rocher. L'extrémité interne vient se placer dans l'angle de réunion qui sépare les portions pierreuse et écailleuse du temporal. Elle se termine par une apophyse saillante au-dessous de la base du crâne, c'est l'*épine du sphénoïde*. Elle donne attache au ligament sphéno-maxillaire et au muscle interne du marteau. L'extrémité externe est mince, tranchante et taillée en biseau aux dépens de la table interne en avant et de la table externe en arrière. Elle vient s'engrener au point de réunion du frontal, du pariétal et du temporal et former là des sutures écailleuses.

Cet os s'articule avec douze os : 1° tous les os du crâne ; 2° du côté de la face avec les palatins, les malaires et le vomer. Le sphénoïde est creusé de cavités, *sinus sphénoïdaux*, qui augmentent avec l'âge. Ils sont ordinairement divisés en deux parties par une cloison verticale et médiane et pénètrent quelquefois jusque dans l'apophyse basilaire de l'occipital.

Développement.—Huit points d'ossification principaux : deux pour les petites ailes, deux pour la partie antérieure du corps, deux pour les grandes ailes, deux pour la partie postérieure du corps. Les quatre premiers constituent chez le fœtus une portion distincte qu'on appelle sphénoïde antérieur, tandis que la partie postérieure, formée aussi par quatre points osseux, constitue le sphénoïde postérieur.

Il existe encore deux points de chaque côté, un pour l'aile interne de l'apophyse ptérygoïde et un pour le cornet de Bertin.

IV. — Occipital.

Position.—Placez la face concave en haut, l'angle le plus épais en avant.

Os impair, médian et symétrique, situé à la partie postérieure et inférieure du crâne, au-dessus de la colonne vertébrale, au-dessous des pariétaux, en arrière des temporaux et du sphénoïde. On lui considère deux faces, quatre bords et quatre angles.

Face supérieure.—Quelques auteurs la décrivent sous le nom d'*antérieure*. Elle est concave et présente un grand trou, le *trou occipital*, dans lequel passent le bulbe rachidien, l'artère vertébrale, le nerf spinal. Je prendrai ce trou comme point de départ et j'examinerai successivement ce qui se trouve en avant de lui, en arrière et sur ses côtés : 1° En avant, la *gouttière basilaire*, en rapport avec la protubérance annulaire, se continuant avec la lame quadrilatère du sphénoïde. Sur les bords de la gouttière, une très-petite gouttière qui se réunit à une semblable du bord postérieur du rocher pour former la gouttière pétreuse inférieure. 2° En arrière, une large surface présentant quatre fosses, *fosses occipitales* ; les deux supérieures.présentent les éminences mamillaires et dés impressions digitales, ce sont les fosses cérébrales ; les deux inférieures lisses constituent les fosses cérébelleuses. Les quatre fosses sont séparées par des crêtes qui viennent toutes converger vers le centre où se trouve la *protubé-rance occipitale interne*. La crête qui sépare les fosses cérébelleuses, *crête occipitale interne*, est très-saillante et mince, les autres sont creusées d'une gouttière : celle qui sépare les fosses cérébrales présente la terminaison de la gouttière longitudinale supérieure ; celles qui séparent les fosses supérieures des inférieures présentent la gouttière latérale ordinairement plus profonde à droite qu'à gauche. 3° De chaque côté du trou se trouve une saillie qui correspond aux condyles de l'occipital et un petit conduit, *trou condylien antérieur*, où passent le nerf grand hypoglosse et une petite branche artérielle.

Face inférieure. — On voit : 1° En avant du trou, la surface basilaire de l'occipital, rugueuse, recouverte en avant par la membrane muqueuse de la partie supérieure du pharynx , point de départ fréquent des polypes naso-pharyngiens et donnant insertion en arrière, près du trou , aux muscles petit droit et grand droit antérieurs de la tête.

2° En arrière du trou, une large surface au centre de laquelle se trouve une saillie , *protubérance occipitale externe*, donnant insertion au raphé médian cervical postérieur ; entre cette protubérance et le trou occipital, la *crête occipitale externe*, de chaque côté de laquelle partent deux lignes courbes à concavité interne et antérieure :

A, la ligne courbe occipitale supérieure, qui part de la protubérance occipitale et qui se dirige vers l'apophyse mastoïde du temporal ;

B, la ligne courbe occipitale inférieure , qui part de la partie moyenne de la crête et qui se porte vers l'apophyse jugulaire. Toute la portion de face, située au-dessus de la protubérance et de la ligne supérieure, est recouverte par le muscle occipital. Plusieurs muscles s'insèrent sur les rugosités que l'on trouve entre le trou occipital et la ligne courbe supérieure. Sur la ligne courbe supérieure, s'insèrent : à la lèvre supérieure, l'occipital ; à l'interstice ; le trapèze en dedans ; le sterno-cléido-mastoïdien, en dehors ; à la lèvre inférieure, le grand complexus en dedans, le splénius en dehors. Entre les deux lignes courbes, s'insèrent le grand et le petit complexus ; sur la ligne courbe inférieure, on remarque, vers la partie moyenne, des rugosités pour l'insertion du grand droit postérieur en dedans, du petit oblique en dehors. De chaque côté de la crête, tout près du trou, il existe une dépression profonde pour l'insertion du petit droit postérieur.

3° De chaque côté du trou, deux saillies et deux fossettes, une saillie interne, ou *condyle*, obliquement dirigée d'arrière en avant, de dehors en dedans, dont la face articulaire regarde en bas et en dehors, pour s'articuler avec la cavité glénoïde de l'atlas ; une saillie externe, placée à 5 ou 6 millimètres de la précédente, *apophyse jugulaire*, qui donne insertion au muscle droit latéral de la tête ; une fossette, *fossette condylienne antérieure*, au fond de laquelle existe constamment un trou, *trou condylien antérieur*, pour le passage du nerf grand hypoglosse ; une *fossette condylienne postérieure* au fond de laquelle existe quelquefois un petit trou pour le passage d'une petite veine qui va dans le sinus latéral.

Bords postérieurs. — Ils sont fortement dentelés et s'articulent avec le bord postérieur du pariétal.

Bords antérieurs. — Ils s'articulent avec le temporal. A leur partie moyenne s'élève une saillie correspondant à l'apophyse jugulaire, et qui les divise en deux parties, l'une postérieure, un peu dentelée, qui s'articule avec la portion mastoïdienne du temporal ; l'autre, antérieure, rugueuse dans sa moitié interne pour s'articuler avec le sommet du rocher, échancrée dans sa moitié externe pour former, avec le rocher, le trou déchiré postérieur.

Angle postérieur. — Articulé avec les deux pariétaux. C'est là qu'on trouve fréquemment un os wormien.

Angle antérieur. — Très-épais, connu sous le nom d'*apophyse basilaire de l'occipital*, il s'articule avec le corps du sphénoïde.

Angles latéraux. — Ils s'articulent avec le point de réunion du pariétal et du temporal.

Développement. — Nous possédons de vagues renseignements sur le développement de cet os. Certains auteurs ont admis onze points d'ossification ; d'autres un plus petit nombre. M. Cruveilhier en admet quatre : un pour l'écaille ou portion de l'occipital, située en arrière du trou ; un pour la portion basilaire, et un pour chaque partie latérale ou condylienne.

V. — Temporal.

Position. — Placez en haut et en avant la portion mince et tranchante ; en dehors, l'apophyse mince qui en dépend.

Os pair, situé sur les parties latérales du crâne, de chaque côté du corps du sphénoïde et de l'apophyse basilaire de l'occipital, au-dessous des pariétaux, en arrière des grandes ailes du sphénoïde, en avant de l'occipital, concourant à former la cavité crânienne, la fosse temporale et la face inférieure de la base du crâne.

Cet os est divisé en trois portions : une mince, supérieure, *portion écailleuse ;* une épaisse, postérieure, en forme de mamelon, *portion mastoïdienne ;* une pyramidale, interne, *portion pierreuse* ou *rocher.*

Portion écailleuse. — Elle est mince et verticale ; elle présente une face interne, une face externe et une circonférence.

Face interne. — Concave, elle est pourvue de quelques éminences mamillaires et d'une gouttière antéro-postérieure, qui loge une des branches de l'artère méningée moyenne.

Face externe. — Légèrement convexe et lisse, elle fait partie de la fosse temporale. Une apophyse limite cette face en bas, c'est l'*apophyse zygomatique.* De 2 centimètres et demi à 3 centimètres de longueur, l'apophyse zygomatique est dirigée horizontalement d'arrière en avant, de dedans en dehors ; son sommet, dentelé, taillé en biseau aux dépens du bord inférieur, s'articule avec l'os malaire ; la face externe, convexe, est recouverte par la peau ; la face interne, concave, est en rapport avec le tendon du muscle temporal. Le bord supérieur donne insertion à l'aponévrose temporale ; le bord inférieur, rugueux et concave, au muscle masséter. La base est aplatie de haut en bas ; sur sa partie supérieure glisse le muscle temporal ; à la partie inférieure se trouve un tubercule, *tubercule zygomatique,* pour l'insertion du ligament latéral externe de l'articulation temporo-maxillaire. Deux lignes ou racines de l'apophyse zygomatique partent de ce tubercule : l'une qui se porte transversalement en dedans, c'est la *racine transverse*, elle est concave transversalement, convexe d'avant en arrière ; l'autre qui se porte horizontalement en arrière, c'est la *racine antéro-postérieure* ou *longitudinale,* qui se bifurque et envoie une branche en haut et en arrière pour se confondre avec la ligne qui limite la fosse temporale, et une en bas qui se porte sur la paroi antérieure du conduit auditif externe. Il existe une cavité au-dessous, en arrière, et en dedans de la base de l'apophyse zygomatique, c'est la *cavité glénoïde,* divisée en deux parties par une fente, *scissure de Glaser,* dans laquelle passent la longue apophyse du marteau, ou *apophyse de Rau,* le muscle externe du marteau, l'artère tympanique. La partie antérieure de cette cavité est seule articulaire.

Circonférence. — Elle décrit les trois quarts d'un cercle. En avant, elle est rugueuse et taillée aux dépens de sa table externe ; en haut et en arrière, les rugosités sont moins prononcées, et elle est taillée en biseau aux dépens de sa table interne. Là elle s'articule avec le pariétal, en avant avec la grande aile du sphénoïde.

Portion mastoïdienne. — Cette portion, beaucoup plus volumineuse chez l'adulte, et surtout chez le vieillard, se prolonge en bas sous forme de saillie, *apophyse mastoïde.* On lui considère deux faces et une circonférence.

Face externe. — Elle est rugueuse et donne insertion de haut en bas au muscle sterno-cléido-mastoïdien, au splénius et au petit complexus, qui s'insère surtout au sommet. Sur cette face, se voit le *trou mastoïdien* dans lequel passe la veine mastoïdienne qui se rend au sinus latéral, et une petite branche de l'artère occipitale qui se rend à la dure-mère.

Face interne. — Concave, elle fait partie de la cavité crânienne ; elle est parcourue du haut en bas par une portion de la gouttière latérale, presque toujours plus profonde à droite. Le sommet, ou apophyse mastoïde, présente à sa partie interne une échancrure profonde, oblique en avant et en dedans, *rainure digastrique*, pour l'insertion du muscle digastrique.

Circonférence. — Dentelée, elle s'articule en haut avec l'angle postérieur et inférieur du pariétal, et en arrière avec le bord antérieur de l'occipital.

Portion pierreuse, ou rocher. — De forme pyramidale et triangulaire, le rocher se dirige en dedans et en avant, il présente une base, un sommet, trois faces et trois bords.

Base. — Confondue avec les portions écailleuse et mastoïdienne, elle présente le *conduit auditif externe*, aplati d'avant en arrière, légèrement concave en bas, dont la description, ainsi que celle des cavités creusées dans le rocher pour l'appareil de l'audition, sera faite lorsque nous étudierons les organes des sens.

Sommet. — Tronqué, il se place dans l'angle rentrant formé par le corps et la grande aile du sphénoïde, et concourt à former le trou déchiré antérieur. On y trouve l'orifice interne du canal carotidien. Les faces du rocher, au nombre de trois, sont parfaitement limitées, soit par leurs articulations, soit par une crête supérieure, et je ne vois pas pourquoi on décrirait au rocher quatre faces. Cette manière de procéder rend incompréhensible sa description.

Face antérieure. — Elle présente en dehors une saillie plus développée chez les jeunes sujets, empiétant sur le bord supérieur et formée par les canaux demi-circulaires de l'oreille interne. Au milieu de cette face, se trouve un trou en forme de fente, peu consirable, c'est l'*hiatus de Fallope*, auquel font suite deux gouttières qui longent la face antérieure du rocher jusqu'au sommet. L'hiatus communique avec l'*aqueduc de Fallope*, situé dans le rocher. Il laisse passer une petite artériole, branche de la méningée moyenne, et quatre nerfs, le grand pétreux superficiel et le petit pétreux superficiel venant du facial, le petit pétreux profond interne et le petit pétreux profond externe venant du glosso-pharyngien. Le premier de ces quatre nerfs passe par l'hiatus même, les autres passent par trois petits orifices particuliers. Ils se placent tous ensuite dans les deux gouttières de la face antérieure faisant suite à l'hiatus. En dedans de la face antérieure du rocher, près du sommet, se trouve une petite dépression sur laquelle repose le ganglion de Gasser.

Face postérieure. — Vers le milieu, on voit le *conduit auditif interne*, qui a 1 centimètre environ de profondeur et une direction transversale. Le fond est criblé de trous et divisé en quatre fossettes par une crête verticale et une crête horizontale qui s'entrecroisent. Le nerf facial, le nerf auditif et une petite branche artérielle passent par ce conduit. La fossette antérieure et inférieure du fond du conduit auditif, présente un trou qui forme l'*orifice interne de l'aqueduc de Fallope*. Cet aqueduc se dirige horizontalement en avant, vers l'hiatus de Fallope, avec lequel il communique ; là, il se dévie horizontalement en dehors, puis verticalement en bas, pour former à la face inférieure du rocher le trou stylo-mastoïdien. La première portion de ce canal a 3 ou 4 millimètres, la seconde et la troisième ont chacune 10 à 12 millimètres. Le nerf facial est contenu dans cet aqueduc, de même que l'artère stylo-mastoïdienne, qui s'anastomose là avec la branche qui pénètre par l'hiatus de Fallope, et avec celle qui entre par le conduit auditif interne. — A quelques millimètres en dehors du conduit auditif, il existe un petit orifice triangulaire dont le siége est un peu variable, *aqueduc du vestibule*, qui communique avec le vestibule de l'oreille interne, et dans lequel passe une artériole destinée au périoste de la cavité vestibulaire et au vestibule membraneux.

Face inférieure. — Elle fait partie de la surface extérieure de la base du crâne. Rétrécie vers la partie interne, elle présente à étudier sept parties bien distinctes les unes des autres ; de ces sept parties, cinq sont placées sur le trajet d'une ligne oblique qui irait du sommet de l'apophyse mastoïde au sommet du rocher, les deux autres sont placées en arrière. De dehors en dedans, nous trouvons : 1° le *trou stylo-mastoïdien* où passe le nerf facial et l'artère stylo-mastoïdienne ; 2° l'*apophyse styloïde*, immédiatement en dedans de ce trou, donnant insertion au bouquet de Riolan, composé des ligaments stylo-maxillaire et stylo-hyoïdien et des muscles stylo-hyoïdien, styloglosse et stylo-pharyngien ; 3° une lame osseuse qui fait suite à la paroi antérieure du conduit auditif externe et s'étend du trou stylo-mastoïdien au canal carotidien, en passant devant l'apophyse styloïde qu'elle embrasse, c'est l'*apophyse vaginale* qui limite en arrière la cavité glénoïde ; 4° l'orifice inférieur du *canal caroti-*

dien qui s'infléchit en dedans pour s'ouvrir au sommet du rocher : ce canal communique par un petit orifice avec la caisse du tympan ; l'artère carotide interne et des rameaux du grand sympathique passent par le canal ; un rameau du nerf glosso-pharyngien et une branche artérielle de la carotide interne passent par l'orifice de communication ; 5° une surface rugueuse où s'insère le muscle péristaphylin interne.

Sur la même face, mais en arrière des parties que nous venons de décrire, nous trouvons : 1° derrière le trou stylo-mastoïdien, une surface rugueuse, *surface jugulaire*, qui s'articule avec l'apophyse jugulaire de l'occipital ; 2° derrière l'apophyse styloïde et en dedans du canal carotidien, une dépression à fond lisse, plus ou moins profonde suivant les sujets, c'est le *golfe de la veine jugulaire interne*. Il existe à côté de l'apophyse styloïde un petit trou dont le pourtour donne insertion.au muscle de l'étrier et constitue l'orifice inférieur de la pyramide (canal qui conduit le muscle de l'étrier dans la caisse du tympan).

Bord supérieur. — Il commence en dehors par une crête qui sépare les portions écailleuse et mastoïdienne, se dirige obliquement en dedans et en bas et présente dans toute son étendue une gouttière, *gouttière pétreuse supérieure.*

Bord antérieur. — Libre dans sa moitié interne, il s'articule avec la partie postérieure de la grande aile du sphénoïde. Dans sa moitié externe, il est confondu avec la portion écailleuse, et là on trouve une fente qui ne s'ossifie jamais et plusieurs trous qui sont traversés par de petites branches artérielles de la méningée moyenne destinées à la membrane muqueuse de la caisse du tympan. La portion libre de ce bord forme avec la portion écailleuse un angle rentrant qui reçoit l'épine du sphénoïde. Dans cet angle, on trouve trois canaux, deux superposés comme les deux canons d'un fusil double, communiquant avec la caisse du tympan : le supérieur constitue la portion osseuse de la trompe d'Eustache, l'inférieur donne passage au muscle interne du marteau. La lamelle osseuse qui les sépare ne constitue pas le *bec de cuiller*, comme le disent quelques auteurs. En 1834, M. Huguier a bien décrit le bec de cuiller qui appartient à l'extrémité postérieure du conduit du muscle interne du marteau taillée en gouttière dans la caisse du tympan. (Voyez *Organe des sens, Oreille moyenne.*) L'autre canal, souvent difficile à apercevoir, est placé entre le conduit du muscle interne du marteau et la scissure de Glaser ; il communique aussi avec la caisse du tympan et donne passage à la corde du tympan.

Bord postérieur. — Le bord postérieur du rocher présente de dehors en dedans : 1° la gouttière latérale ; 2° une vaste échancrure concourant à former le trou déchiré postérieur ; 3° un orifice trian-

gulaire, *aqueduc du limaçon*, dans lequel passent une branche artérielle qui va se distribuer au limaçon, et une petite veine qui se jette
dans le sinus pétreux inférieur; 4° la portion interne de ce bord qui
s'articule par contact avec l'occipital, et sur laquelle on trouve la
gouttière pétreuse inférieure.

Le temporal est articulé avec cinq os : le pariétal, l'occipital et le
sphénoïde du côté du crâne, le maxillaire inférieur et l'os malaire
du côté de la face.

Cet os est remarquable par la fragilité de sa portion pierreuse qui
est le siége fréquent de fractures. Elle est en effet creusée de cavités
nombreuses, et de plus formée d'un tissu compacte friable. La portion mastoïdienne est creusée de cellules, *cellules mastoïdiennes*,
d'autant plus développées qu'on l'examine chez un sujet plus âgé.
Selon Murray, ces cellules n'existent pas chez les jeunes enfants
et se montrent seulement à l'adolescence. Arnemann dit que c'est à
l'âge de seize ou dix-sept ans qu'elles communiquent avec la caisse
du tympan par un orifice qui paraît avoir été constaté pour la première fois par Vésale (Richet, *Anatomie médico-chirurgicale*, 1re édit.,
p. 235).

Cet os se développe par cinq points d'ossification : un pour chacune des trois portions, un pour l'apophyse styloïde et un pour le
fond du conduit auditif externe. Le point osseux du conduit auditif
apparaît sous forme d'un anneau qui entoure la membrane du tympan,
et qui présente sur sa circonférence interne un sillon circulaire dans
lequel s'insère la membrane, comme le verre d'une montre dans sa
rainure métallique. Chez certains animaux, ce cercle reste libre et
constitue l'os tympanal.

VI. — Pariétal.

Position. — Placez la face concave en dedans, l'angle le plus aigu en
avant et en bas.

Os pair, situé à la voûte et sur les parties latérales du crâne, en
arrière du frontal, en avant de l'occipital, au-dessus du temporal et
de la grande aile du sphénoïde.

Il s'articule avec ces quatre os et le pariétal du côté opposé.

Il présente deux faces, quatre bords, quatre angles.

Face externe. — Divisée en deux parties par une ligne courbe
à concavité inférieure qui limite la fosse temporale. Au-dessous de la
ligne s'insère le muscle temporal; au-dessus, la face externe est
lisse et en rapport avec l'aponévrose épicrânienne. Au milieu de cette
face, il existe une saillie, *bosse pariétale*.

Face interne. — Concave, parsemée d'impressions digitales et d'éminences mamillaires, elle présente au milieu une dépression correspondant à la saillie extérieure, *fosse pariétale.* Elle est sillonnée par des gouttières ramifiées qui partent de l'angle inférieur et antérieur de l'os, et qui s'irradient en arrière et en haut. Les branches de l'artère méningée moyenne sont contenues dans ces gouttières.

Bord antérieur. — Dentelé, épais en haut, mince en bas, il s'articule dans toute son étendue avec le frontal ; en haut il est taillé en biseau aux dépens de la table externe, en bas aux dépens de la table interne.

Bord postérieur. — Fortement dentelé ; il s'articule avec l'occipital.

Bord supérieur. — Très-épais, articulé avec celui du côté opposé, il présente du côté de la face interne une portion de gouttière qui concourt à former la gouttière longitudinale supérieure, et un trou, qui n'est pas constant, le *trou pariétal,* qui laisse passer la *veine émissaire* de Santorini, et une petite artère venant de l'occipitale.

Bord inférieur. — Le plus court et le plus mince, il est concave et taillé en biseau aux dépens de la face externe pour s'articuler avec l'écaille du temporal.

Angle supérieur et antérieur. — Il forme un angle droit; il s'articule avec celui du côté opposé et avec le frontal : c'est là qu'on trouve chez le fœtus la fontanelle antérieure.

Angle supérieur et postérieur. — Presque droit, il s'articule avec celui du côté opposé et avec l'occipital : c'est là qu'on trouve la fontanelle postérieure.

Angle inférieur et antérieur. — Mince, pointu, il est creusé à sa face interne d'un canal ou d'une gouttière très-profonde, point de départ des ramifications de la face interne du pariétal. Ces ramications ont été comparées par des anatomistes aux nervures d'une feuille de figuier. Cet angle est taillé en biseau, en avant, aux dépens de la table interne, pour s'articuler avec le frontal ; en bas, aux dépens de la table externe, pour la grande aile du sphénoïde et le temporal. Au niveau de cet angle et du point de réunion de ces quatre os, le chirurgien s'abstient d'appliquer le trépan, à cause de la présence de l'artère méningée moyenne, située en dedans.

Angle inférieur et postérieur. — Échancré, il s'articule, par ses dentelures peu profondes, avec la portion mastoïdienne du temporal ; la partie postérieure de l'échancrure est placée dans l'angle rentrant que forment la portion mastoïdienne et l'occipital, et correspond aux fontanelles latérales du fœtus. La partie antérieure de l'échancrure est située dans l'angle rentrant formé par les portions mastoïdienne et écailleuse du temporal. Taillée en biseau en avant aux dépens de la table externe, en arrière aux dépens de la table interne, elle s'engrène solidement avec le temporal.

Cet os se développe par un seul point d'ossification placé au centre de l'os, d'où partent des aiguilles osseuses divergentes vers les angles et les bords.

§ 2. — Du crâne en général.

Le crâne est une boîte osseuse formée par les os que je viens de décrire, et située au-dessus et en arrière de la face, sur la colonne vertébrale.

Il est ovoïde, à petite extrémité, dirigée en avant.

Les diamètres du crâne présentent de nombreuses différences. Ils ont été mesurés par Bichat. Le diamètre antéro-postérieur, étendu du trou borne à la protubérance occipitale interne, est de 13 centimètres et demi ; le vertical, étendu de la partie antérieure du trou occipital au milieu de la gouttière bipariétale, est de 11 centimètres ; le transverse, qui réunit la base des deux rochers, est de 12 centimètres. Je ferai remarquer en passant que ces chiffres sont les mêmes que ceux des diamètres du détroit supérieur du bassin.

Le crâne consiste à étudier la *voûte*, la *base* et les *parties latérales*.

I. — Voûte du crane.

La voûte est limitée par une ligne qui passerait en avant sur la bosse frontale moyenne, en arrière sur la protubérance occipitale externe, et latéralement sur la ligne courbe du pariétal qui limite la fosse temporale.

Surface extérieure ou **convexe de la voûte.** — Elle est recouverte par les muscles frontal et occipital et l'aponévrose épicrânienne, dont elle est séparée par le périoste ou péricrâne.

Sur la ligne médiane et d'avant en arrière, on y trouve la bosse frontale moyenne, la suture frontale, marquée seulement chez les jeunes sujets, la fontanelle antérieure, la suture bipariétale ou sagittale, formée par la réunion des deux pariétaux, le trou pariétal pour les veines émissaires de Santorini, et une branche de l'artère occipitale, la fontanelle postérieure, enfin l'écaille de l'occipital.

Sur les côtés et d'avant en arrière, on trouve la bosse frontale,

la portion lisse du frontal qui est au-dessus, la suture fronto-
pariétale, la bosse pariétale, la suture lambdoïde, formée par la
réunion des deux sutures pariéto-occipitale et bipariétale, ainsi
appelée de sa ressemblance plus ou moins complète avec un λ. Enfin
la bosse occipitale sur les côtés de laquelle se trouve à l'union de
l'occipital, du temporal et du pariétal, la fontanelle latérale.

Surface intérieure de la voûte crânienne. — Elle présente
un aspect différent. Elle est rugueuse, inégale ; elle présente des
saillies et des dépressions, tandis que l'autre était lisse et unie. Les
dentelures des os n'y sont point apparentes comme à la surface
extérieure. On y trouve :

Sur la ligne médiane, d'avant en arrière, la crête frontale, la
gouttière longitudinale supérieure qui loge le sinus du même nom et
qui se continue jusqu'à la protubérance occipitale interne pour se
jeter le plus souvent dans la gouttière latérale droite, enfin les sutures et les fontanelles que nous avons étudiées à la surface opposée.

Sur les parties latérales, d'avant en arrière, la fosse frontale,
la suture fronto-pariétale, la fosse pariétale, la suture occipito-
pariétale et la fosse occipitale supérieure ou cérébrale. Ces dernières
parties sont sillonnées par les ramifications qui logent l'artère
méningée moyenne.

II. — Région latérale du crane.

Appelée aussi *fosse temporale ;* elle est limitée en bas par l'arcade
zygomatique et sa racine longitudinale, en avant par le bord postérieur de l'os malaire et une crête de la face antérieure du frontal,
en haut par la ligne courbe pariétale. Cette fosse temporale, ouverte
en bas, communique avec la fosse zygomatique ; elle est recouverte
par l'aponévrose temporale qui s'insère sur les limites que je viens
d'indiquer, et qui concourt à former une loge ostéo-fibreuse dans
laquelle prend insertion le muscle temporal. Les os qui la constituent
sont : en haut le pariétal, en bas et en arrière le temporal, en avant
la grande aile du sphénoïde et le frontal. Les sutures que forment
ces os ont été présentées dans le petit tableau suivant par M. le
professeur Cruveilhier :

Sutures fronto-pariétale	sphéno-pariétale	sphéno-temporale.
		temporo-pariétale.
	sphéno-frontale	fronto-jugale.
		spléno-jugale.

III. — Base du crane.

La base comprend cette portion du crâne située au-dessous d'une

ligne horizontale passant par la bosse frontale moyenne, la protubérance occipitale externe et le bord supérieur du rocher.

Elle présente une surface intérieure en rapport avec l'encéphale,
et une surface extérieure en rapport dans sa moitié antérieure avec
la face, et dans sa moitié postérieure avec la colonne vertébrale et
les muscles de la nuque.

Pour que l'étude de la base du crâne soit complète, il faudrait
faire deux descriptions : 1° sur le squelette, 2° à l'état frais, c'est-
à-dire le squelette recouvert de parties molles ; mais ceci nous
entraînerait trop loin.

**Surface intérieure de la base du crâne, ou face supé-
rieure.** — Cette face est inclinée d'avant en arrière, de haut en
bas ; elle a l'apparence d'un petit escalier à trois degrés irréguliers
dont le degré supérieur constitue l'*étage supéreur*, le degré moyen,
l'*étage moyen*, et le degré inférieur, l'*étage inférieur*.

1° *Étage supérieur* ou *antérieur*. — Formé au miileu par
l'ethmoïde, sur les côtés par le frontal, en arrière par les petites
ailes du sphénoïde, limité en arrière par le bord libre des petites
ailes, et au milieu par la gouttière optique, cet étage présente les
sutures qui réunissent ces divers os, et qui en prennent le nom :
sphéno-frontale, sphéno-ethmoïdale, ethmoïdo-frontale.

On y voit : au milieu, l'*apophyse crista-galli* qui sépare les deux
gouttières ethmoïdales auxquelles font suite en arrière les gouttières
olfactives ; sur les parties latérales, les bosses orbitaires qui présentent des saillies et des dépressions, ainsi que de petites gouttières
ramifiées logeant des divisions de l'artère méningée moyenne.

A l'apophyse crista-galli s'attache la faux du cerveau. Sur la
lame criblée qui forme les gouttières ethmoïdales et sur les gouttières olfactives, reposent les nerfs olfactifs ; sur les parties latérales sont placés les lobes antérieurs du cerveau.

Sur cet étage se remarquent quatre trous : 1° le *trou borgne*, qui
loge une expansion de la dure-mère, et une petite veine, qui va se
jeter dans le sinus longitudinal supérieur ; 2° les *trous olfactifs*, étudiés par Scarpa, disposés sur deux séries assez irrégulières, .de
chaque côté de la gouttière ethmoïdale : dans ces trous passent les
prolongements tubuleux de la dure-mère et les ramifications du nerf
olfactif qui y sont contenues ; des ramifications des artères ethmoïdales y passent aussi ; 3° la *fente ethmoïdale*, petite fente de 3 ou
4 millimètres de long, située immédiatement à côté de l'apophyse
crista-galli, et donnant passage au filet ethmoïdal du rameau nasal
du nerf ophthalmique de Willis et à une ramification principale de
l'artère ethmoïdale antérieure ; 4° les *trous orbitaires internes* ou
ethmoïdaux. Ce sont les orifices de petits canaux qui partent de l'or-

bite ; on les aperçoit difficilement parce qu'ils sont cachés sous le bord externe de la gouttière ethmoïdale. Le trou orbitaire interne antérieur est en face de la fente ethmoïdale ; il laisse passer l'artère ethmoïdale antérieure et le même filet ethmoïdal qui ne fait que traverser la gouttière pour passer dans la fente. Le trou orbitaire interne postérieur est situé à la partie postérieure de la même gouttière, contre le bord antérieur du sphénoïde. Il laisse passer l'artère ethmoïdale postérieure.

2° *Étage moyen.* — Il est formé au milieu par le corps du sphénoïde, sur les côtés par la grande aile du même os et les portions pierreuse et écailleuse du temporal. Limité en arrière par la lame quadrilatère du sphénoïde au milieu, et le bord supérieur du rocher de chaque côté, cet étage présente les sutures qui réunissent la grande aile au temporal : pétro-sphénoïdale, temporo-sphénoïdale.

Cet étage présente au milieu, d'avant en arrière : 1° la gouttière optique sur laquelle repose le chiasma des nerfs optiques ; 2° la selle turcique qui loge le corps pituitaire ; 3° la lame quadrilatère du sphénoïde, présentant deux échancrures de chaque côté dans lesquelles passent, en haut le nerf moteur oculaire commun, en bas le nerf moteur oculaire externe. On trouve sur les côtés des éminences mamillaires et des impressions digitales en rapport avec le lobe postérieur du cerveau.

La partie moyenne de l'étage moyen est limitée à ses angles par quatre apophyses, apophyses clinoïdes qui donnent insertion, les antérieures à la petite circonférence de la tente du cervelet, les postérieures à la grande circonférence. Les parties latérales sont parfaitement limitées en avant et en arrière par les petites ailes du sphénoïde et le bord supérieur du rocher, qui présente la gouttière pétreuse supérieure dans laquelle est logé le sinus pétreux supérieur. La tente du cervelet s'insère sur le bord.

Sur les parties latérales de cet étage on remarque une dépression, une gouttière, une fente et sept trous. La *dépression* est située au sommet du rocher, sur sa face antérieure. Le ganglion de Gasser est placé dans cette dépression et donne là ses trois branches : nerf ophthalmique, nerf maxillaire supérieur, nerf maxillaire inférieur. La gouttière, *gouttière caverneuse*, est étendue du trou déchiré antérieur à l'apophyse clinoïde antérieure, dans laquelle sont placés le sinus caverneux et l'artère carotide interne qui le traverse. La fente, *fente sphénoïdale*, allongée transversalement, présente à sa partie interne un petit tubercule non constant pour l'insertion de l'anneau de Zinn, anneau fibreux, formé par la bifurcation du tendon du muscle droit externe de l'œil. Cette fente est traversée par le nerf moteur oculaire commun, le nerf moteur oculaire externe, le nerf pathétique, le nerf ophthalmique de Willis, au moment où il se divise en lacrymal, frontal, nasal, la veine ophthalmique, de petites branches artérielles de l'artère méningée moyenne, et un prolongement de la dure-mère qui va former le périoste de l'orbite. Parmi ces organes, les deux nerfs moteurs oculaires et le nerf nasal traversent l'anneau de Zinn. Les trous sont tous groupés à côté du corps du sphénoïde et du sommet du rocher. Le *trou optique*, au-dessus de la fente sphénoïdale, le *trou grand rond*, à 3 millimètres au-dessous, le *trou ovale*, à 12 millimètres en arrière et en dehors du précédent, le *trou petit rond*, à 2 millimètres en arrière de celui-ci, sont disposés suivant une ligne courbe concave en dehors. Le *trou déchiré antérieur*, formé par la réunion du sommet du rocher et du corps du sphénoïde, est situé en dedans du trou ovale. L'orifice antérieur du *canal carotidien* est situé au-dessus de ce trou, à l'origine de la gouttière caverneuse. L'*hiatus de Fallope* est situé sur le milieu de la face antérieure du rocher ; il est entouré de deux ou trois trous très-petits, et il précède deux petites gouttières qui se dirigent vers le trou déchiré antérieur.

Les organes qui passent dans ces trous sont les suivants : 1° dans le trou optique, le nerf optique et l'artère ophthalmique ; 2° dans le trou grand rond, le nerf maxillaire supérieur ; 3° dans le trou ovale, le nerf maxillaire inférieur et l'artère petite méningée ; 4° dans le trou petit rond, l'artère méningée moyenne, qui se divise en deux branches immédiatement après avoir traversé le trou : ces deux branches se placent dans deux gouttières osseuses qui partent du trou et se portent, l'une vers l'angle antérieur et inférieur du pariétal, l'autre vers l'occipital ; 5° dans l'hiatus de Fallope, une branche de l'artère méningée moyenne qui va s'anastomoser dans l'aqueduc de Fallope avec l'artère stylo-mastoïdienne, et quatre nerfs, le grand nerf pétreux superficiel et le petit nerf pétreux superficiel du facial, le petit nerf pétreux profond interne et le petit nerf pétreux profond externe : réunis deux à deux, ces nerfs descendent vers le sommet du rocher dans les deux gouttières parallèles qui ont déjà été indiquées ; 6° dans le trou déchiré antérieur, fermé à l'état frais par une membrane fibreuse, passent une petite branche artérielle venant de la pharyngienne inférieure, et le nerf vidien ; 7° dans l'orifice antérieur du canal carotidien, passe l'artère carotide interne qui se jette aussitôt sur la gouttière caverneuse : cette artère passe donc au-dessus du trou déchiré antérieur et non dedans, comme le disent certains auteurs.

3° *Étage inférieur*. — Il est formé dans presque toute son étendue par l'occipital, sur les côtés et en avant par la face postérieure du rocher et la face interne de la portion mastoïdienne du temporal. Limité en arrière par la protubérance occipitale interne et par les gouttières latérales, en avant par le bord supérieur du rocher, cet étage présente la suture temporo-occipitale.

A. Sur la ligne médiane et d'avant en arrière on rencontre : 1° la *gouttière basilaire*, sur laquelle reposent la protubérance annulaire et le tronc basilaire; 2° le *trou occipital*; 3° la *crête occipitale interne* pour l'insertion de la faux du cervelet; 4° la *protubérance occipitale interne*, en rapport avec le *pressoir d'Hérophile*.

B. Sur les côtés et d'avant en arrière, on trouve : 1° le *conduit auditif interne* au milieu de la face postérieure du rocher; 2° à 2 ou 3 millimètres en dehors, l'*aqueduc du vestibule*; 3° la *gouttière pétreuse inférieure* située à la partie interne de la suture pétro-occipitale, et qui loge le sinus pétreux inférieur; 4° le *trou déchiré postérieur* à la partie moyenne de la même suture : ce trou, irrégulier, a une longueur d'un centimètre et demi, ordinairement plus grand du côté droit et divisé en trois parties par deux crêtes osseuses; 5° le *trou condylien antérieur*, situé sur les côtés du trou occipital, à 1 centimètre en dedans et en arrière du trou déchiré postérieur et en partie caché par une saillie qui se trouve en cet endroit; 6° la *gouttière latérale*, plus large à droite qu'à gauche, qui commence au niveau de la protubérance occipitale interne, se dirige horizontalement en dehors, descend verticalement sur la portion mastoïdienne du temporal à la base du rocher, gagne de nouveau l'occipital sur les côtés du trou occipital pour se terminer au trou déchiré postérieur : elle loge le sinus latéral; 7° *un trou* presque constant qui s'ouvre dans la portion mastoïdienne de la gouttière latérale, c'est le *trou mastoïdien;* 8° les *fosses occipitales inférieures* ou *cérébelleuses* déjà décrites.

Les organes qui passent par les trous de l'étage inférieur sont les suivants : 1° dans le trou occipital, le bulbe et ses enveloppes, pie-mère, arachnoïde, dure-mère, l'artère vertébrale, le nerf spinal; 2° dans le conduit auditif interne, le nerf facial et le nerf auditif et une petite artère qui pénètre avec le facial dans l'aqueduc de Fallope, où elle s'anastomose avec l'artère stylo-mastoïdienne; 3° dans l'aqueduc du vestibule, une petite artère pour le périoste du vestibule et une veine qui va se jeter dans le sinus pétreux inférieur; 4° dans le trou déchiré postérieur, le nerf glosso-pharyngien vers la partie antérieure, le nerf pneumogastrique et le nerf spinal à la partie moyenne, avec une branche artérielle, *artère méningée postérieure*, branche de l'artère pharyngienne inférieure, et la veine jugulaire interne à la partie postérieure; 5° dans le trou condylien antérieur, le nerf grand hypoglosse et souvent une petite artère, branche de la pharyngienne inférieure; 6° dans le trou mastoïdien, une petite artère venant de l'occipitale et une veine qui va dans le sinus latéral.

Surface extérieure de la base du crâne, ou **face inférieure.** — Elle est divisée en deux parties par une ligne transversale passant par la racine transverse des deux apophyses zygomatiques, immédiatement en arrière de la base des apophyses ptérygoïdes. Je donnerai à cette ligne le nom de *ligne bizygomatique*. Je désignerai la portion qui est en arrière de cette ligne sous le nom de *portion cervicale*, et celle qui est en avant sous le nom de *portion faciale.* Je n'indiquerai pas dans cette description les organes qui traversent les trous et les fentes de la base du crâne, lorsqu'ils auront déjà été décrits avec la surface intérieure.

Portion cervicale de la face inférieure de la base du crâne. — Cette portion est formée, dans la plus grande partie de son étendue, par la face inférieure de l'occipital, sur les parties latérales par la face inférieure du temporal en avant, et dans l'angle que forment par leur écartement les portions écailleuses et pierreuse du temporal, par la partie postérieure de la grande aile du sphénoïde. Les sutures de ces divers os ont déjà été indiquées.

1° Sur la ligne médiane et d'avant en arrière, on voit la surface basilaire recouverte par la muqueuse pharyngienne et donnant insertion à l'aponévrose du pharynx et aux muscles grand et petit droit antérieurs de la tête; le trou occipital; la crête occipitale externe, enfin la protubérance occipitale externe placée à l'extrémité de la crête au milieu de l'occipital et sur laquelle s'insère le raphé médian cervical postérieur.

2° De chaque côté de la ligne médiane, on rencontre des rugosités et des dépressions, des saillies et des trous, le tout disposé d'une façon très-irrégulière. Pour étudier avec plus de soin tous ces détails, j'indiquerai quelques points de repère.

Vous remarquez d'abord que de chaque côté du trou occipital il existe, sur une ligne transversale à laquelle je donnerai le nom de *ligne condylo-mastoïdienne*, trois saillies osseuses. La plus rapprochée du trou est le *condyle* de l'occipital, la plus externe est l'*apophyse mastoïde* dont le développement varie selon les sujets, la moyenne est l'*apophyse jugulaire* qui donne insertion au muscle droit latéral. De chacune de ces saillies part une ligne qui se dirige en arrière et en dedans en décrivant une courbe à concavité interne. Celle qui part de l'apophyse mastoïde se porte à la protubérance occipitale externe et constitue la ligne courbe occipitale supérieure; celle qui part de l'apophyse jugulaire se porte à la partie moyenne de la crête occipitale externe et constitue la ligne courbe occipitale inférieure; enfin celle qui prend naissance sur les condyles forme les bords du trou occipital. Immédiatement en arrière de la ligne transversale qui réunit ces trois saillies, on trouve deux dépressions:

l'une, interne, entre le condyle et l'apophyse jugulaire, c'est la fossette condylienne postérieure au fond de laquelle se trouve souvent un petit trou, trou condylien postérieur qui laisse passer une veine; l'autre, externe, entre l'apophyse jugulaire et l'apophyse mastoïde, c'est la rainure digastrique pour l'insertion du muscle digastrique.

En avant de la ligne condylo-mastoïdienne, si vous examinez cette région avec un peu d'attention, vous remarquerez qu'il existe là, de chaque côté de la surface basilaire de l'occipital, un quadrilatère dont les quatre angles et les quatre côtés sont parfaitement indiqués. Le côté postérieur est formé par la ligne condylo-mastoïdienne, le côté antérieur par la racine transverse de l'apophyse zygomatique, prolongée sur l'apophyse ptérygoïde, le côté externe par la racine longitudinale de l'apophyse zygomatique qui se réunit à l'apophyse mastoïde en limitant la fosse temporale et le côté interne un peu oblique par le bord de l'apophyse basilaire qui s'étend de l'apophyse ptérygoïde au condyle.

Les angles sont constitués par quatre saillies. L'apophyse mastoïde forme l'angle postérieur et externe, le condyle de l'occipital l'angle postérieur et interne, le tubercule zygomatique l'angle antérieur et externe, l'apophyse ptérygoïde l'angle antérieur et interne.

Les côtés de ce quadrilatère sont égaux. Ils ont chacun 4 centimètres sur une tête ordinaire d'adulte.

De plus, vous devez remarquer deux lignes saillantes qui se croisent au milieu du quadrilatère : l'une qui va de l'apophyse mastoïde à l'apophyse ptérygoïde et qui est constituée d'arrière en avant par l'apophyse mastoïde, par l'apophyse vaginale de l'apophyse styloïde, par l'épine du sphénoïde, par une ligne qui se porte à l'aile externe de l'apophyse ptérygoïde et par l'apophyse ptérygoïde; l'autre, étendue du tubercule zygomatique au condyle, saillante aussi, est formée d'avant en arrière par la branche de bifurcation inférieure de la racine longitudinale de l'apophyse zygomatique, par le bord externe de la paroi antérieure du conduit auditif externe, par l'apophyse styloïde et par le condyle.

Ces deux lignes, qui s'entrecroisent au milieu du quadrilatère et qui sont formées par une série de crêtes et d'apophyses, divisent le quadrilatère en quatre triangles dans chacun desquels vous trouverez des trous, des dépressions et des surfaces.

L'apophyse vaginale constitue le point de réunion des sommets des quatre triangles. Le *triangle antérieur*, plus grand que les autres, présente en dehors la cavité glénoïde au fond de laquelle se trouve la scissure de Glaser (artère tympanique, muscle externe du marteau et apophyse de Raw), et en dedans le trou ovale (nerf maxillaire inférieur et artère petite méningée) en arrière duquel vous

voyez le trou sphéno-épineux ou petit rond (artère méningée moyenne).
Le *triangle postérieur*, beaucoup plus petit, présente un trou au fond
d'une fossette, le trou stylo-mastoïdien (nerf facial, artère stylo-
mastoïdienne). Le *triangle externe*, très-petit également, montre
seulement l'orifice externe du conduit auditif externe. Le *triangle
interne* est formé par la partie interne de la face inférieure du rocher
et par les sutures qui le réunissent à l'occipital et au sphénoïde. Il
présente le trou déchiré postérieur en arrière du rocher (nerfs glosso-
pharyngien, pneumogastrique, spinal, artère méningée postérieure,
veine jugulaire interne), le trou déchiré antérieur au niveau du sommet du rocher (fermé par une lame fibreuse que traverse le nerf
vidien et une branche de l'artère pharyngienne inférieure), la portion osseuse de la trompe d'Eustache, l'orifice du conduit du muscle
interne du marteau et l'orifice extérieur du conduit de la corde du
tympan. Au niveau de la surface qui réunit le bord antérieur du
rocher à la grande aile du sphénoïde et sur la face inférieure du
rocher, on trouve de dedans en dehors la surface d'insertion du
muscle péristaphylin interne, l'orifice inférieur du canal carotidien
(artère carotide interne et filets du grand sympathique), l'aqueduc
du limaçon (petite artère venue de la pharyngienne inférieure et
petite veine), et le golfe de la veine jugulaire interne (il loge le
sinus de la veine jugulaire interne). On trouve encore dans ce triangle, devant le condyle, la fossette condylienne antérieure et le trou
condylien antérieur (nerf grand hypoglosse et quelquefois une petite
branche de l'artère pharyngienne inférieure).

Portion faciale de la face inférieure de la base du crâne. —
Cette portion est située en avant de la ligne transversale *bizygomatique* qui forme, comme nous l'avons vu, le côté antérieur du quadrilatère qui est en arrière. Cette ligne passe immédiatement en arrière
des apophyses ptérygoïdes et des fosses nasales.

1° Sur la ligne médiane et d'arrière en avant, on y trouve la
crête de la face inférieure du sphénoïde, la lame perpendiculaire de
l'ethmoïde et l'épine nasale du frontal.

2° De chaque côté, elle présente immédiatement, à côté de la ligne
médiane, une gouttière à concavité inférieure formant la voûte des
fosses nasales et constituée par la lame criblée de l'ethmoïde, l'apophyse sphénoïdale du palatin et le corps du sphénoïde. Plus en dehors,
la partie inférieure des masses latérales de l'ethmoïde et l'apophyse
ptérygoïde. Plus en dehors, une crête partant de l'apophyse ptérygoïde, se dirigeant en dehors et en avant, et faisant partie de la
fente sphéno-maxillaire. En avant de cette crête on trouve la paroi
supérieure de l'orbite, formée par le frontal et par la petite aile du
sphénoïde, une portion de la paroi interne de l'orbite formée par l'eth-

moïde et une portion de la paroi externe formée par la grande aile du sphénoïde. Là aussi il existe en dedans les trous orbitaires internes, et en arrière le trou optique et la fente sphénoïdale ; en arrière de la crête qui vient d'être indiquée, une surface lozangique séparée de la fosse temporale par une autre crête qui va de la précédente à la racine transverse de l'apophyse zygomatique et qui peut être considérée comme une branche de bifurcation de la racine transverse de cette apophyse. Cette surface lozangique donne insertion au muscle ptérygoïdien externe.

Tableau des apophyses, des crêtes et des rugosités de la portion cervicale de la face inférieure de la base du crâne et des muscles qui s'y insèrent.

A. En arrière de la ligne condylo-mastoïdienne.

1° Ligne courbe supérieure de l'occipital. . . . . Muscles occipital, trapèze, sterno – cléido –mastoïdien, splénius.

2° Ligne courbe inférieure et au-dessus. . . . . Muscles grand complexus, petit complexus, grand droit postérieur de la tête et petit oblique.

3° Espace rugueux au-dessous de la ligne courbe inférieure. . . . . Petit droit postérieur de la tête.

B. En avant de la ligne condylo-mastoïdienne :

1° Entre les deux quadrilatères :

Surface basilaire. . . . . Muscles grand et petit droits antérieurs de la tête.

2° Quadrilatère :

Angle postérieur et externe. . . Apophyse mastoïde. — Muscle petit complexus.

Angle postérieur et interne. . . Condyle.

Angle antérieur et externe. . . . Tubercule zygomatique. — Ligament latéral externe de l'articulation temporo-maxillaire.

Angle antérieur et interne. . . . Apophyse ptérygoïde.

Bord antérieur. . . . . Racine transverse de l'apophyse zygomatique.

Bord postérieur. . . . . Apophyse jugulaire. Petit droit latéral.

Rainure digastrique. — Muscle digastrique.

Bord interne . . . .   Rebord de l'apophyse basilaire.

Bord externe . . . .   Racine longitudinale de l'apo-
                                        physe zygomatique.

Diagonale du tubercule zygo-
matique au condyle. . . . . . .   Apophyse styloïde. — Bouquet
                                        de Riolan.

Diagonale de l'apophyse mas-
toïde à l'apophyse ptérygoïde.   Apophyse vaginale, épine du
                                        sphénoïde.— Ligam. sphéno-
                                        maxillaire. — Muscle interne
                                        du marteau.

*Tableau des artères, des veines et des nerfs qui passent par les trous
et fentes du crâne.*

Les organes seront indiqués d'avant en arrière.

1° ARTÈRES.

Surface intérieure :

1° Artère ethmoïdale antérieure
(méningée antérieure). . . . .   Trou orbitaire interne antérieur.
2° Artère ethmoïdale postérieure
(méningée antérieure). . . . .   Trou orbitaire interne postérieur.
3° Artère ophthalmique. . . . .   Trou optique.
4° Artère carotide interne. . . . . .   Canal carotidien.
5° Artère méningée moyenne. . .   Trou petit rond.
6° Branche de la mén. moyenne.   Hiatus de Fallope.
7° Artère petite méningée. . . . . .   Trou ovale.
8° Branche de la pharyngienne
inférieure. . . . .   Trou déchiré antérieur.
9° Branche de la pharyngienne
inférieure. . . . .   Conduit auditif interne.
10° Branche de la pharyngienne
inférieure. . . . .   Aqueduc du vestibule.
11° Branche de la pharyngienne
inférieure (méningée posté-
rieure) . . . .   Trou déchiré postérieur.
12° Artère mastoïdienne. . . . .   Trou mastoïdien.
13° Artère vertébrale. . . . .   Trou occipital.
14° Branche de la pharyngienne
inférieure quelquefois. . . . . .   Trou condylien antérieur.
15° Artère pariétale (de l'occipi-
tale). . . . .   Trou pariétal.

Surface extérieure :

16° Artère stylo-mastoïdienne. . . .   Trou stylo-mastoïdien.
17° Branche de la pharyngienne
inférieure. . . . .   Aqueduc du limaçon.
18° Artère tympanique . . . .   Scissure de Glaser.

2° VEINES.

Presque toutes ces artères sont accompagnées par une ou deux veines correspondantes qui portent le même nom et qui passent par les mêmes trous. J'indiquerai seulement ici celles qui passent par des trous différents ; ce sont :

  1° Veine ophthalmique.... Fente sphénoïdale.
  2° Veine jugulaire interne.. Trou déchiré postérieur.

La plupart des veines qui traversent les trous du crâne communiquent dans la cavité crânienne avec les sinus et établissent une communication entre les systèmes intra-crânien et extra-crânien ; elles portent le nom de *veines émissaires* ; ce nom a été surtout appliqué par Santorini à la veine qui passe par le trou pariétal.

3° NERFS.

Filet ethmoïdal du rameau nasal du nerf ophthalmique..	Fente ethmoïdale.	
1re paire. Nerf olfactif.........	Trous de la lame criblée.	
2e paire. Nerf optique.........	Trou optique.	
3e paire. Nerf moteur oculaire commun...............	Fente sphénoïdale.	
4e paire. Nerf pathétique......	Idem.	

5e paire. Trijumeau :
 ophthalm. { lacrymal   Idem.
     frontal..   Idem.
     nasal...   Idem.
 Nerf maxillaire supérieur.......... Trou grand rond.
 Nerf maxillaire inférieur....... ... Trou ovale.

6e paire. Nerf moteur oculaire externe............. Fente sphénoïdale.

Nerf grand et petit pétreux superficiel (7e p.)
Nerfs petits pétreux profond interne et externe (9e paire). } Hiatus de Fallope et gouttières de la face antérieure du rocher.

Nerf vidien (7e et 9e p.) Trou déchiré antérieur.
7e paire. Nerf facial .... Conduit auditif interne.
8e paire. Nerf auditif......... Idem.
9e paire. Nerf glosso-pharyngien. Trou déchiré postérieur.
10e paire. Nerf pneumogastrique.. Idem.
11e paire. Nerf spinal. Idem.
12e paire. Nerf grand hypoglosse.. Trou condylien antérieur.

IV. — Développement du crane.

De très-bonne heure, chez l'embryon, le crâne apparaît sous l'apparence d'une vésicule membraneuse, qui augmente peu à peu de volume. Les points d'ossification, indiqués dans la description des os en particulier, s'y développent; ceux de la voûte précèdent ceux de la base, selon Meckel et Blandin. Mais ces derniers se développent beaucoup plus rapidement, de sorte qu'à la naissance l'ossification de la base est presque complète, tandis qu'à la voûte les os sont séparés par des membranes.

Du crâne à la naissance. — Au moment de la naissance le crâne présente des particularités très-intéressantes.

Les diamètres sont : l'occipito-frontal, de 11 centimètres et demi; le bipariétal, étendu du bord inférieur d'un pariétal à l'autre, 9 centimètres à 9 centimètres et demi; le vertical a aussi 9 centimètres à 9 centimètres et demi. Les deux premiers diamètres peuvent diminuer d'une certaine étendue par la compression latérale de la tête.

Une membrane fibreuse forme la trame dans laquelle se développent les os du crâne. Pendant que ceux-ci s'ossifient, ils sont très-vasculaires et formés d'aiguilles osseuses, à la voûte surtout, qui rayonnent du centre vers la circonférence comme les vaisseaux qui les accompagnent. Haller a fait voir ces vaisseaux rayonnés. M. Paul Dubois a montré aussi la grande vascularité des os du crâne à la naissance en faisant sourdre des gouttelettes de sang par la compression des os dépouillés du péricrâne. M. Dubois aurait vu, dit-il, une injection poussée dans les vaisseaux de l'enfant jaillir sous forme de jets à la surface des os du crâne dépouillés du périoste. Valleix, en 1835 et 1836, a vu aussi une injection suinter à la surface de ces os.

A ce moment, les os de la voûte crânienne sont très-minces et forment ce qui sera plus tard la table interne. De nombreux vaisseaux émergent des os, se répandent à leur surface externe et se mélangent à une substance molle celluleuse située entre les os et le péricrâne. D'après Valleix, ce tissu cellulo-vasculaire s'ossifie un peu plus tard pour former le *diploé*. Plus tard, la table externe s'ossifie à son tour. L'ossification a donc lieu de dedans en dehors. Ce mode de développement expliquerait, d'après Valleix, la formation du bourrelet osseux dans le céphalæmatome, celui-ci étant constitué par une tumeur sanguine développée dans la trame cellulo-vasculaire de la surface externe de ces os et empêchant dans ce point la formation de la table externe.

Les bords dentelés des os de la voûte du crâne vont à la rencontre les uns des autres. Les dentelures se dévient plus ou moins pour s'engrener réciproquement. Mais comme les os s'ossifient du centre vers la circonférence, il en résulte que les angles qui sont les parties les plus éloignées du centre de l'os, s'ossifient en dernier lieu et sont remplacés pendant un certain temps par des espaces membraneux qui constituent les *fontanelles*. L'antérieure est lozangique, spacieuse, de 3 à 4 centimètres à la naissance; elle est formée par les angles des pariétaux et les deux moitiés du frontal. La postérieure, triangulaire, est presque fermée à la naissance, c'est une dépression constituée par l'angle supérieur de l'occipital qui s'enfonce au-dessous des deux pariétaux. Les fontanelles latérales, triangulaires, petites, existent au point de réunion de la portion mastoïdienne du temporal, du pariétal et de l'occipital. La fontanelle antérieure, qui persiste le plus longtemps, a disparu à l'âge de quatre ans. Après la réunion des dentelures des os du crâne, il reste dans les sutures une membrane appelée *cartilage sutural*. Cette membrane, découverte par Hunauld en 1730, étudiée par Ferrein en 1744, existe entre tous les os, excepté entre les osselets de l'ouïe, entre l'occipital et le sphénoïde. Le cartilage sutural adhère au périoste et à la dure-mère. Il est détruit par la macération.

Progrès du développement chez l'adulte. — Après la naissance, après la formation des sutures et la disparition des fontanelles les os du crâne continuent à s'accroître. Ils ont chacun une circulation veineuse indépendante. La cavité crânienne peut grandir et, par conséquent, les os se développer tant que les sutures existent. C'était l'opinion de Gall, adoptée par M. Malgaigne. On remarque, en effet, que lorsque les sutures du crâne se soudent de bonne heure le cerveau est arrêté dans son développement, comme MM. Requin, Richet et Trousseau l'ont vu dans un cas.

Vers l'âge de trente-cinq à quarante ans les sutures s'ossifient, de sorte que tous les os de la voûte crânienne se réunissent pour n'en former qu'un seul. En même temps que le cartilage sutural est envahi par l'ossification, les canaux veineux de chaque os communiquent avec ceux des os voisins à travers les sutures. A dater de ce moment la cavité crânienne ne grandit plus, mais il se passe d'autres phénomènes.

Modification des os du crâne chez le vieillard. — Chez le vieillard, le cerveau participe au mouvement de retrait de la plupart des organes. Il diminue de volume, et quoique la sérosité sous-arachnoïdienne vienne combler la cavité, on ne peut s'empêcher de voir là une tendance au vide qui appelle vers le centre les parois du crâne. La table interne semble, en effet, céder et se porte vers la cavité crânienne. Elle s'écarte de la table externe, les cellules du diploé deviennent plus larges, les os augmentent d'épaisseur. Cela se voit également, comme l'a indiqué M. A. Andral en 1836, sur les crânes d'individus guéris d'hydrocéphale. Chez certains vieillards, la table externe suit le retrait de la table interne, le crâne s'amincit et la tête diminue de volume. Chez d'autres, le diploé est résorbé inégalement et la table interne se déprime fortement en certains points pour former des dépressions plus ou moins profondes, et dans ces points les os deviennent d'une fragilité extrême.

Os wormiens. — Un médecin de Copenhague , Wormius , décrivit, dit-on, le premier ces os, qui ont conservé son nom. Les os wormiens sont de petits os irréguliers, dont le nombre et le volume varient selon les sujets. Leur siége est aussi variable. On sait cependant qu'ils ne se rencontrent qu'à la voûte du crâne, au milieu des sutures dentelées. Très-rares dans la suture fronto-pariétale, on les trouve quelquefois dans la suture bipariétale, souvent dans la suture lambdoïde. Mais on en trouve un très-souvent au point de réunion des deux pariétaux et de l'occipital : c'est l'os triangulaire ou os wormien proprement dit.

Ces os présentent la même structure et le même développement que les os larges de la voûte du crâne. Ce sont des os accidentels, que la plupart des anatomistes considèrent comme des points supplémentaires d'ossification.

§ 3. — Face.

Les os qui constituent la face sont au nombre de quatorze, treize s'articulent entre eux et forment un massif adhérent au crâne, la mâchoire supérieure.

La mâchoire inférieure n'est formée que par un seul os.

<table>
<tr><td rowspan="4">Malaire.</td><td>Os nasaux.</td><td rowspan="4">Cornet inférieur.</td><td rowspan="4">Vomer.</td><td rowspan="4">Cornet inférieur</td><td>Os nasaux.</td><td rowspan="4">Malaire.</td></tr>
<tr><td>Unguis.</td><td>Unguis.</td></tr>
<tr><td>Maxillaire supérieur.</td><td>Maxillaire supérieur.</td></tr>
<tr><td>Palatin.</td><td>Palatin.</td></tr>
<tr><td colspan="5" align="center">Maxillaire inférieur.</td></tr>
</table>

I. — MAXILLAIRE SUPÉRIEUR.

Position. — Placez en bas le bord alvéolaire, en dedans la concavité de ce bord, et en avant sa portion la plus mince.

Os irrégulier, placé au centre de la mâchoire supérieure, autour duquel viennent se grouper tous les petits os qui concourent avec lui à la formation de cette mâchoire. Il s'articule en dedans avec le cornet inférieur et le vomer, en dehors avec l'os malaire, en avant avec les os propres du nez, en arrière avec le palatin, en haut avec l'unguis. Il s'articule encore à sa partie supérieure avec deux os du crâne, le frontal et l'ethmoïde.

Je considérerai à cet os deux faces et quatre bords : une face interne qui regarde les fosses nasales et qui présente une saillie, *apophyse palatine*, une face externe proéminente, sous forme de pyramide triangulaire creusée d'une cavité, un bord antérieur le plus long, un bord postérieur le plus épais, un bord supérieur irrégulier et mince, un bord inférieur creusé de cavités, *alvéoles*.

Face interne. — Elle présente à l'union du quart inférieur avec les trois quarts supérieurs l'*apophyse palatine*, n'existant que dans les deux tiers antérieurs, prolongement considérable qui s'articule avec celui du côté opposé pour former la voûte palatine et le plancher des fosses nasales. Le bord postérieur de cette apophyse, rugueux, s'articule avec la lame horizontale du palatin. A sa partie antérieure, il existe une saillie osseuse, *épine nasale antérieure*. Son bord interne, rugueux, très-large, est surmonté d'une crête qui forme avec celle du côté opposé une scissure dans laquelle se place le vomer. Ce bord, dans sa partie antérieure la plus large, présente un trou parfaitement visible sur la face supérieure, se terminant en gouttière à la partie inférieure et se confondant avec celui du côté opposé : c'est le *canal palatin antérieur*, unique du côté de la voûte palatine, bifurqué du côté des fosses nasales, dans lequel passe le nerf sphéno-palatin interne et une branche de l'artère sphéno-palatine. La face supérieure de cette apophyse est concave et lisse pour former le plancher des fosses nasales ; la face inférieure est rugueuse pour former la voûte palatine, elle se prolonge jusqu'au rebord alvéolaire.

Au-dessus de l'apophyse palatine, la face interne de l'os présente d'avant en arrière : 1° la face interne de l'*apophyse montante* du maxillaire supérieur ; 2° un gouttière faisant partie du *canal nasal ;* 3° l'orifice du *sinus maxillaire ;* 4° une surface rugueuse verticale pour l'articulation du palatin. L'apophyse montante présente à sa partie inférieure et à sa partie moyenne deux surfaces déprimées et lisses qui font partie, l'inférieure du méat inférieur, la supérieure du méat moyen des fosses nasales. Elle présente aussi deux lignes rugueuses antéro-postérieures : l'une placée entre les deux surfaces déprimées et s'articulant avec le cornet inférieur ; l'autre placée en haut près du sommet et s'articulant avec le cornet moyen. La gouttière qui concourt à former le canal nasal est très-profonde, plus étroite à la partie moyenne qu'aux extrémités, légèrement concave en arrière ; elle a de 12 à 14 millimètres de long. Sa partie inférieure s'étale dans le méat inférieur. Les deux bords de la gouttière s'articulent en haut avec l'unguis, en bas avec le cornet inférieur qui complète le canal nasal. L'orifice du sinus maxillaire est assez large pour permettre l'introduction du doigt; mais lorsque l'os est articulé, il devient beaucoup plus petit, car il est rétréci à sa partie inférieure par le cornet inférieur, à sa partie supérieure par l'ethmoïde, à sa partie antérieure par l'unguis, à sa partie postérieure surtout par le palatin. Cet orifice présente à sa partie inférieure une fente dans laquelle est reçue la lame verticale du palatin. Par cet orifice on peut apercevoir une cavité, *sinus maxillaire* ou *antre d'Higmore* à forme de pyramide triangulaire, dont la base correspond à l'ouverture, dont le sommet détermine une saillie sur la face externe de l'os, et dont les trois faces correspondent aux trois faces que nous retrouverons sur la face externe de l'os. On trouve dans cette cavité des cloisons osseuses, irrégulières, petites et peu marquées. On y voit, dans quelques cas, les racines des dents molaires qui y proéminent. Cette cavité à l'état frais est tapissée par la muqueuse pituitaire et communique avec les fosses nasales. La surface rugueuse, placée en arrière du sinus, s'articule avec l'os palatin. Elle présente souvent à sa partie la plus reculée une gouttière qui se dirige vers la voûte palatine et qui concourt à former le canal palatin postérieur.

Face externe. — Cette face présente une saillie en forme de pyramide triangulaire, dont le développement est en rapport avec celui du sinus maxillaire. Le sommet rugueux, ou *apophyse malaire*, s'articule avec l'os malaire. Les trois faces et les trois bords de cette pyramide se continuent directement avec les trois faces et les trois bords de l'os malaire. Le bord inférieur de la pyramide se perd en s'arrondissant vers la première ou la seconde grosse molaire. Le bord antérieur concourt à former le rebord orbitaire (1); le bord postérieur concourt à former la fente sphéno-maxillaire. La face supérieure de cette pyramide, ou plancher de l'orbite, formée par la paroi supérieure mince du sinus maxillaire, présente dans sa moitié postérieure une gouttière, *gouttière sous-orbitaire*, qui, sous forme de canal, *canal sous-orbitaire*, traverse le bord antérieur de la pyramide et s'ouvre sur sa face antérieure par un orifice, *trou sous-orbitaire*. Dans la gouttière, dans le canal et dans le trou passent le nerf maxillaire supérieur et l'artère sous-orbitaire. Dans le canal sousorbitaire, on trouve l'embouchure d'un petit conduit qui descend vers les dents incisives et canines, dans l'épaisseur de la paroi antérieure du sinus, c'est le *canal dentaire antérieur* qui loge le nerf dentaire

____

(1) Il donne insertion au muscle élévateur propre de la lèvre supérieure.

antérieur, et une petite artère venant de la sous-orbitaire, destinés aux racines dentaires de la partie antérieure de l'arcade. La face antérieure de la pyramide est très-large, on y trouve le trou sous-orbitaire, et au-dessous une dépression, *fosse canine*. Le muscle canin s'insère dans cette fosse au-dessous du trou sous-orbitaire. Elle présente, en avant et en haut, la face externe de l'apophyse montante, sur laquelle s'insère l'élévateur commun de l'aile du nez et de la lèvre supérieure ; en avant et en bas la saillie de la dent canine, et en dedans de cette saillie une dépression, *fossette myrtiforme* (1). La face postérieure, concave en dehors, convexe et large en dedans, où elle porte le nom de *tubérosité maxillaire*, forme la paroi postérieure du sinus ; elle fait partie de la fosse zygomatique et de la fosse ptérygo-maxillaire. Elle est creusée de gouttières irrégulières et percée de trous dont le nombre varie. Ces gouttières et ces trous logent les nerfs dentaires postérieurs et des branches de l'artère alvéolaire.

Bord antérieur. — Le plus long, il offre de bas en haut : 1° la partie antérieure de l'apophyse palatine, formant le bord interne de la fossette myrtiforme ; 2° l'épine nasale antérieure ; 3° un bord concave en dedans et qui concourt à la formation de l'ouverture antérieure des fosses nasales ; 4° le bord antérieur de l'apophyse montante qui s'engrène avec les os propres du nez. Vous remarquez que cette apophyse montante a la forme d'une pyramide triangulaire aplatie latéralement, et qui présente une base confondue avec l'os, un sommet supérieur qui s'engrène avec le frontal, une face externe qui fait partie de la face externe de l'os, une face interne qui fait partie de la face interne, une face postérieure concave, étroite, formant la gouttière du canal nasal, un bord antérieur pour les os propres du nez, un bord interne et un bord externe formant les deux bords de la gouttière du canal nasal.

Bord postérieur. — Arrondi, épais ; dans sa moitié supérieure il forme la paroi antérieure de la fosse ptérygo-maxillaire, dans sa moitié inférieure il s'articule avec l'apophyse pyramidale du palatin.

Bord supérieur. — Ce bord présente d'avant en arrière : 1° le sommet rugueux de l'apophyse montante ; 2° l'extrémité supérieure de la gouttière nasale ; 3° des rugosités qui séparent le plancher de l'orbite de la paroi interne du maxillaire et qui s'articulent en avant avec l'unguis, en arrière avec l'ethmoïde.

Bord inférieur. — Il est creusé de trous, *alvéoles*, plus large

(1) Où s'insère le muscle myrtiforme.

en arrière qu'en avant, dont le fond présente autant de prolongements creux que les dents correspondantes ont de racines.

Développement. — Les anatomistes sont loin de s'accorder sur
le développement de cet os. Voici comment s'exprime M. Cruveilhier :

« Ce que l'observation m'a démontré, c'est que sur l'os maxillaire
du fœtus et même sur celui de l'adulte, on trouve deux scissures
très-remarquables, qui semblent indiquer la séparation primitive de
l'os en trois pièces :

» 1° Une première scissure qu'on peut appeler *scissure incisive*,
se voit du côté de la voûte palatine ; elle tombe sur la cloison qui
sépare l'alvéole de la canine de l'alvéole de l'incisive latérale, se
continue en arrière jusqu'au canal palatin antérieur et en haut se
prolonge sur la face interne de l'apophyse montante. Cette scissure
n'est apparente que sur la face interne du maxillaire supérieur ; sur
la face externe de cet os elle n'existe pas ou s'efface de si bonne
heure qu'on ne la rencontre presque jamais. La portion de l'os maxillaire circonscrite par la scissure soutient les deux dents incisives et
représente l'os incisif ou intermaxillaire des animaux. Dans le bec-
de-lièvre, c'est au niveau de cette scissure qu'a lieu la solution de
continuité. Il paraîtrait donc probable que cette partie antérieure de
l'os maxillaire se développe par un point spécial.

» 2° Une deuxième scissure non moins constante se voit au niveau
du conduit sous-orbitaire et se prolonge sous la forme d'une petite
suture, jusqu'à l'orifice antérieur de ce conduit : on peut l'appeler
scissure orbitaire. »

L'os sus-maxillaire, un des plus précoces dans son développement,
paraît du trentième au trente-cinquième jour de la vie intra-utérine.
C'est au niveau de l'arcade alvéolaire que débute l'ossification.

Le développement par un point spécial de la partie antérieure du
maxillaire supérieur ne paraît point douteuse aujourd'hui. Dès le
commencement de ce siècle, Gœthe a décrit la portion antérieure du
maxillaire supérieur sous le nom d'*os incisif* ou *intermaxillaire*. Selon
ce savant, l'os incisif reste isolé pendant toute la vie chez les qua-
drupèdes, tandis que chez l'homme il se soude au reste de l'os au
deuxième mois de la vie intra-utérine. Le point de réunion de ces
os est visible à la voûte palatine sous la forme d'une suture obliquement dirigée de l'intervalle qui sépare les incisives de la canine au
canal palatin antérieur ; il correspond précisément à la division
osseuse qu'on observe quelquefois chez l'enfant naissant et qui est
toujours accompagnée de *bec-de-lièvre*. Après les remarques de Gœthe,
les auteurs s'accordaient à regarder le bec-de-lièvre et cette division comme un arrêt de développement dans lequel la soudure ne
se serait pas opérée ; mais depuis les beaux travaux de J. Geoffroy-

Saint-Hilaire et de M. Coste, le doute n'est plus permis à cet égard.

Chez le fœtus et l'enfant naissant le maxillaire supérieur a peu d'étendue verticalement. Plus tard le sinus en se développant augmente les dimensions de la face.

II. — Cornet inférieur ou sous-ethmoïdal.

Position. — Placez sa face convexe en dedans, son bord convexe, régulier en bas, l'extrémité pointue en arrière.

Cet os est formé par une petite lamelle osseuse contournée, articulée avec l'apophyse montante du maxillaire supérieur, l'unguis, l'orifice du sinus maxillaire, l'os palatin et l'ethmoïde.

Face interne. — Convexe, elle regarde la cloison des fosses nasales.

Face externe. — Concave, elle regarde le méat inférieur.

Bord inférieur. — Épais, libre, il est situé dans le méat inférieur.

Bord supérieur. — Il présente aux deux extrémités des rugosités pour l'articulation de l'apophyse montante du maxillaire supérieur et du palatin, et à sa partie moyenne deux apophyses minces : l'une antérieure, *apophyse nasale*, verticale, petite, qui s'articule avec la partie inférieure de l'unguis et les bords de la gouttière nasale pour compléter le canal nasal ; l'autre postérieure, plus large, qui se dirige en bas, *apophyse auriculaire*, et se place sur l'orifice du sinus maxillaire qu'elle concourt à rétrécir. Entre les deux apophyses du bord supérieur, on voit quelques rugosités qui s'articulent avec l'ethmoïde.

Extrémité antérieure. — Arrondie.

Extrémité postérieure. — Pointue.

Développement. — Cet os se développe par un point d'ossification qui se montre dans le cinquième mois qui suit la naissance (Cruveilhier).

III. — Os malaire, os de la pommette.

Position. — Placez en avant sa face convexe, en bas et en dedans la large surface rugueuse triangulaire qu'il présente pour l'articulation du maxillaire supérieur.

Cet os s'articule en bas avec le maxillaire supérieur, en haut avec l'apophyse orbitaire externe du frontal, en arrière avec l'apophyse zygomatique, en dedans avec la grande aile du sphénoïde.

Plus ou moins proéminent, selon les sujets dont il détermine la saillie de la pommette, cet os présente trois faces, quatre bords et quatre angles.

Face antérieure. — Convexe, lisse, elle donne insertion aux muscles grand et petit zygomatique.

Face postérieure. — Concave, elle fait partie de la fosse temporale et de la fosse zygomatique.

Face supérieure ou **orbitaire.** — Concave, elle concourt à former les parois inférieure et externe de l'orbite et elle limite en avant la fente sphéno-maxillaire. La portion d'os qui supporte cette face s'appelle *apophyse orbitaire* de l'os malaire. Le bord qui termine l'apophyse est échancré au milieu pour fermer la fente sphéno-maxillaire, articulaire en haut pour la grande aile du sphénoïde, articulaire en bas pour le maxillaire supérieur. L'apophyse orbitaire est concave en haut et en dedans, comme le bord qui la supporte.

Bord antérieur et supérieur. — Concave, lisse, il concourt à former le rebord orbitaire.

Bord antérieur et inférieur. — Il s'articule de même que les deux angles voisins avec la tubérosité malaire ou sommet de la pyramide que l'on trouve sur le maxillaire supérieur.

Bord postérieur et supérieur. — Il forme un angle presque droit, dont la moitié inférieure horizontale se continue avec l'apophyse zygomatique, et la supérieure presque verticale se continue avec la ligne du frontal qui limite en avant la fosse temporale. Ce bord donne insertion à l'aponévrose temporale.

Bord postérieur et inférieur. — Presque horizontal, rugueux, il donne insertion à sa partie postérieure au muscle masséter.

Angle supérieur. — Allongé, vertical, épais, il s'articule avec l'apophyse orbitaire externe du frontal.

Angle inférieur. — Presque droit, il s'articule avec la tubérosité malaire du maxillaire supérieur ; on y trouve un petit tubercule, *tubercule malaire.*

Angle antérieur. — Il s'articule avec le maxillaire supérieur et concourt à former le rebord orbitaire.

Angle postérieur. — Large et mince, taillé en biseau aux dépens de son bord supérieur ; il s'articule avec le sommet de l'apophyse zygomatique.

On trouve ordinairement sur l'os malaire un conduit, *conduit malaire*, divisé en trois branches qui s'ouvrent par trois orifices sur les faces cutanée, temporale et orbitaire de l'os. Il est fréquent de ne trouver qu'un ou deux trous ; des nerfs et des vaisseaux les traversent.

Développement. — Cet os se développe par un seul point osseux qui se montre vers le cinquantième jour de la vie intra-utérine.

<h3 style="text-align:center">IV. — Os unguis ou lacrymal.</h3>

Position. — Placez en dehors la face qui présente une crête verticale, en bas le crochet qui termine cette crête, en avant la gouttière qui longe la crête.

L'unguis est une lamelle osseuse, mince, verticale, qui sépare l'orbite des fosses nasales. Il a deux faces et quatre bords.

Face interne. — Parcourue par de nombreux petits sillons, elle concourt à former la paroi externe des fosses nasales.

Face externe. — Elle est pourvue d'une crête tranchante verticale formant la lèvre postérieure de la gouttière lacrymo-nasale et se terminant en bas par un petit crochet destiné à former une partie de l'orifice supérieur du canal nasal. En arrière de la crête, la face externe plane de l'os concourt à former la paroi interne de l'orbite. En avant, la face externe est creusée en gouttière qui forme la gouttière lacrymo-nasale avec l'apophyse montante du maxillaire supérieur.

Bord antérieur. — Il s'articule avec l'apophyse montante du maxillaire supérieur.

Bord postérieur. — Il s'articule avec l'os planum de l'ethmoïde.

Bord supérieur. — Il s'articule avec le frontal.

Bord inférieur. — Il s'articule avec le maxillaire supérieur et le cornet inférieur.

Développement. — Un seul point osseux se montre pour cet os au commencement du troisième mois de la vie intra-utérine.

V. — Os propre du nez ou os nasal.

Position. — Placez en arrière la face concave, en haut l'extrémité la plus épaisse, en dedans le bord le plus épais et taillé en biseau aux dépens de la face postérieure.

Os pair, situé en avant et au-dessus des fosses nasales qu'il concourt à former, articulé avec le frontal, l'ethmoïde, le maxillaire supérieur et l'os nasal du côté opposé. Il présente deux faces et quatre bords.

Face antérieure. — Concave en haut, convexe en bas, elle donne insertion au muscle pyramidal.

Face postérieure. — Concave, elle fait partie de la voûte des fosses nasales. Elle présente de petits sillons pour les vaisseaux et les nerfs.

Bord supérieur. — Épais, il s'articule avec le frontal.

Bord inférieur. — Mince et tranchant, il s'unit aux cartilages latéraux du nez et présente une échancrure à sa partie moyenne, dans laquelle passe un filet nerveux.

Bord interne. — Taillé en biseau aux dépens de la table interne, il s'articule avec celui du côté opposé, et en arrière avec la lame perpendiculaire de l'ethmoïde et l'épine nasale du frontal.

Bord externe. — Il s'articule avec l'apophyse montante du maxillaire supérieur ; il est taillé en biseau aux dépens de la face externe.

Développement. — Un seul point osseux se montre à la fin du deuxième mois de la vie intra-utérine pour former cet os.

VI. — Os palatin.

Position. — Placez en bas, en arrière et en dehors la grosse apophyse qui réunit les deux portions horizontale et verticale du palatin.

L'os palatin, un peu irrégulier, est formé de deux parties : l'une petite et horizontale, os *quadratum*, faisant partie de la voûte palatine ; l'autre beaucoup plus grande, verticale, appliquée contre la face interne du maxillaire supérieur et concourant à former la paroi externe des fosses nasales. En se réunissant, ces deux portions forment un angle droit dont l'ouverture regarde les fosses nasales.

La portion horizontale, ou os quadratum, carrée, petite, présente deux faces et quatre bords.

Face supérieure. — Concave et lisse, elle fait partie du plancher des fosses nasales.

Face inférieure. — Un peu inégale, elle fait partie de la voûte palatine.

Bord antérieur. — Rugneux, il s'articule avec l'apophyse palatine du maxillaire supérieur que l'os quadratum continue en arrière et avec laquelle il présente beaucoup d'analogie.

Bord postérieur. — Mince, concave, il donne insertion à l'aponévrose du voile du palais.

Bord interne. — Rugueux, il s'articule avec celui du côté opposé et forme avec lui, supérieurement, une scissure dans laquelle est reçu le vomer. Ce bord est terminé en arrière par une petite saillie, *épine nasale postérieure*, qui donne insertion au muscle palato-staphylin.

Bord externe. — Il est confondu avec la portion verticale de l'os.

La portion verticale du palatin, mince, présente deux faces et quatre bords.

Face interne. — Sur cette face on trouve deux crêtes antéro-postérieures qui s'articulent, l'inférieure avec le cornet inférieur, la supérieure avec le cornet moyen, et deux surfaces déprimées qui font partie du méat inférieur et du méat moyen des fosses nasales.

Face externe. — Elle s'applique à la face interne du maxillaire supérieur et un peu à celle de l'apophyse ptérygoïde. En passant du maxillaire sur l'apophyse ptérygoïde, elle forme le fond de la fosse ptérygo-maxillaire qu'elle sépare de la fosse nasale correspondante. Entre cette face et le maxillaire supérieur il existe un canal, *canal palatin postérieur*, qui descend obliquement de la fosse ptérygo-maxillaire à la voûte palatine. Ce canal est quelquefois presque entièrement formé par le palatin. Alors on trouve, sur la face externe de cet os, une petite crête osseuse qui regarde dans la fosse ptérygo-maxillaire.

Bord antérieur. — Mince, il est pourvu d'une languette osseuse qui rétrécit l'orifice du sinus maxillaire et qui se place dans la fissure que l'on trouve à la partie inférieure de cet orifice.

Bord postérieur. — Il s'applique sur la face interne de l'apophyse ptérygoïde.

Bord inférieur. — Confondu avec l'os quadratum, il présente en arrière une apophyse, *apophyse pyramidale*, volumineuse et en forme de pyramide triangulaire, dont le sommet se dirige en bas, en arrière et en dehors. La base de cette apophyse se confond avec le point de fusion des deux lames horizontale et verticale du palatin et correspond à l'orifice inférieur du canal palatin postérieur. Le sommet se confond avec le sommet de l'aile externe de l'apophyse ptérygoïde. La face externe, rugueuse, est articulée avec la partie postérieure du maxillaire supérieur ; la face postérieure est creusée de trois gouttières, l'une, médiane, lisse, qui fait partie de la fosse ptérygoïdienne qu'elle complète en bas, les deux autres, rugueuses et articulaires, qui s'articulent avec le bord antérieur des deux ailes de l'apophyse ptérygoïde. La face inférieure, libre, semble continuer la voûte palatine et comble l'espace triangulaire situé entre le sommet des deux ailes de l'apophyse ptérygoïde et le rebord alvéolaire. Elle présente quelquefois du côté interne un ou deux petits trous, *canaux palatins accessoires*.

Bord supérieur. — Il présente au milieu une échancrure qui forme avec le corps du sphénoïde le *trou sphéno-palatin*, orifice qui sépare la fosse nasale de la fosse ptérygo-maxillaire. En avant et en arrière de cette échancrure on trouve deux apophyses ; l'antérieure s'appelle *apophyse orbitaire*, la postérieure, *apophyse sphénoïdale*. L'apophyse sphénoïdale se porte en haut, en arrière et en dedans, au-dessous du corps du sphénoïde. Elle présente trois faces, une inférieure ou interne, concave, formant paroi des fosses nasales, une externe faisant partie de la fosse zygomatique, une supérieure articulée avec le sphénoïde et formant par sa réunion avec cet os le *conduit ptérygo-palatin*. L'apophyse orbitaire, au lieu d'être inclinée en dedans comme la précédente, se porte en dehors et en avant. Elle présente cinq facettes, trois articulaires, deux non articulaires ; ces deux dernières sont placées à la partie la plus reculée du plancher de l'orbite : l'une petite, triangulaire, forme l'angle postérieur de ce plancher ; l'autre est placée au fond de la fosse ptérygo-maxillaire. La crête qui les sépare concourt à former la fente sphéno-maxillaire. Des trois facettes articulaires, l'antérieure s'articule avec le maxillaire supérieur, l'interne, plus large, s'articule avec l'ethmoïde, la postérieure avec le corps du sphénoïde.

VII. — Vomer.

Le vomer, formé par une petite lamelle osseuse, forme la partie postérieure de la cloison des fosses nasales.

Il a deux faces et quatre bords.

Les **faces** sont recouvertes par la muqueuse pituitaire ; elles sont tantôt verticales, tantôt un peu inclinées.

Le **bord supérieur**, le plus court, épais, est creusé d'une gouttière profonde, qui reçoit la crête de la face inférieure du sphénoïde.

Le **bord inférieur**, mince, long, est reçu dans la fissure que forment par leur réunion les apophyses palatines du maxillaire supérieur et les portions horizontales du palatin.

Le **bord postérieur**, étendu du sphénoïde à la voûte palatine, sépare les deux fosses nasales.

Le **bord antérieur**, le plus long, s'articule en haut avec la lame perpendiculaire de l'ethmoïde, et en bas avec le cartilage de la cloison, qui envoie dans l'épaisseur du vomer un prolongement cartilagineux.

VIII. — Os maxillaire inférieur.

Os impair, médian, symétrique, formant à lui seul la mâchoire inférieure, articulé avec le temporal. Il présente un corps et deux extrémités.

Le *corps*, courbé en forme de fer à cheval, présente deux faces et deux bords.

Face antérieure. — Convexe, elle présenté sur la ligne médiane la symphyse du menton, point de soudure des deux moitiés de l'os ; de chaque côté de la ligne médiane, et près du bord inférieur, le *tubercule mentonnier* d'où part une ligne qui se porte obliquement vers l'apophyse coronoïde : c'est la *ligne oblique externe*. La portion qui est au-dessus de cette ligne est recouverte par les gencives, et présente le *trou mentonnier*. Au-dessous de la ligne cette face est légèrement rugueuse pour des insertions musculaires.

Face postérieure. — Elle présente sur la ligne médiane et à la partie inférieure quatre petits tubercules irréguliers peu distincts quelquefois ; ce sont les *apophyses géni*. Les inférieures donnent insertion au muscle génio-hyoïdien et les supérieures au muscle génio-glosse. Au-dessous des apophyses géni, on voit naître une ligne, *ligne oblique interne* ou *myloïdienne*, qui se porte aussi vers l'apophyse coronoïde ; elle donne insertion au muscle mylo-hyoïdien. Au-dessus de cette ligne, près de la ligne médiane, il existe une dépression, *fossette sublinguale*, qui loge la glande de même nom. Le reste de la face postérieure de l'os, placé au-dessus de la ligne myloïdienne, est recouvert par les gencives. Au-dessous de la ligne, et vers sa partie moyenne, il existe une fossette, *fossette sous-maxillaire*, qui loge la glande de même nom.

Bord supérieur ou **alvéolaire**. — Mince en avant, épais en arrière, il est creusé d'alvéoles analogues à celles du maxillaire supérieur. Les extrémités de ce bord sont déjetées vers la ligne médiane.

Bord inférieur. — Il est mousse, lisse ; ses extrémités sont déjetées en dehors ; le contraire a lieu au bord supérieur. Ce bord présente près de la ligne médiane une dépression, *fossette digastrique*, pour l'insertion du muscle de même nom. Il est longé en dedans par l'artère et la veine sous-mentales. Le corps de l'os est croisé sur sa face externe et en arrière par l'artère et la veine faciales.

Les *extrémités du maxillaire inférieur*, ou *branches*, présentent deux faces, quatre bords et quatre angles.

Face externe. — Elle est plane et rugueuse en bas pour l'insertion du masséter.

Face interne. — Elle présente au milieu un trou : c'est l'orifice du canal dentaire, d'où part un sillon, *sillon myloïdien*, qui se dirige vers la face interne du corps de l'os. Il loge le nerf myloïdien, branche du dentaire inférieur. Une petite épine borde l'orifice du canal dentaire ; c'est l'*épine de Spix*. Au-dessous du trou, la face interne est rugueuse pour l'insertion du muscle ptérygoïdien interne.

Bord postérieur ou **parotidien**. — Mousse, arrondi, il est en rapport avec la glande parotide ; c'est le plus long.

Bord antérieur. — Il constitue la face antérieure de l'apophyse coronoïde ; il est formé par la réunion des deux lignes obliques du corps de l'os.

Bord inférieur. — Il est confondu avec le corps de l'os.

Bord supérieur. — Il est concave ; c'est l'*échancrure sigmoïde*.

Angle supérieur et antérieur, ou **apophyse coronoïde**. — Il a la forme d'une pyramide triangulaire, à sommet supérieur, dont la longueur et la direction sont variables, et dont les trois faces sont formées par les deux faces de la branche de la mâchoire et l'espace qui sépare en avant le prolongement des deux lignes obliques du corps de l'os. Elle donne insertion au muscle temporal.

Angle supérieur et postérieur. — Il présente une tête ou *condyle*, dont le grand axe se dirige obliquement en dedans et un peu en arrière. Déjeté vers la partie interne, légèrement incliné en avant, revêtu de cartilage à la partie antérieure, le condyle s'articule avec la cavité glénoïde du temporal. La partie rétrécie au-dessous du condyle, ou *col*, donne insertion, à sa partie interne, au muscle ptérygoïdien externe, et à sa partie externe, au ligament latéral externe de l'articulation temporo-maxillaire.

Angle inférieur et antérieur. — Il est confondu avec le corps de l'os.

Angle inférieur et postérieur, ou **angle de la mâchoire.** — Il est rugueux, et donne insertion en debors au masséter, en dedans au ptérygoïdien interne. Il est séparé de la peau par une bourse séreuse.

Le maxillaire inférieur est parcouru par un canal, *canal dentaire*. Vers le tiers antérieur du corps de l'os, il se bifurque, s'ouvre par une branche à la surface de l'os, forme le *trou mentonnier*, et par une autre branche, *canal incisif*, il se continue jusqu'à la ligne médiane. Dans toute l'étendue de ce canal, il existe de petits trous qui le font communiquer avec les alvéoles. A l'état frais, ce canal renferme l'artère dentaire inférieure et le nerf dentaire, qui fournissent dans leur trajet des branches aux racines de chaque dent et qui se divisent en avant en artères et nerfs mentonniers, artères et nerfs incisifs, qui traversent les canaux de même nom.

La description précédente s'applique au maxillaire de l'adulte ; mais chez le fœtus et chez le vieillard, il existe quelques particularités : 1° Chez le fœtus, les dents sont renfermées dans l'épaisseur du rebord alvéolaire, de sorte que ce bord est épais et très-développé. Le bord inférieur l'est beaucoup moins, de sorte que le trou mentonnier est placé près du bord inférieur de l'os. L'angle de la mâchoire est plus obtus chez le fœtus. Le canal dentaire chez le fœtus est double entre l'orifice du canal dentaire et le trou mentonnier ; l'inférieur est analogue à celui de l'adulte ; le supérieur, plus large, se dirige immédiatement au-dessus des dents de lait ; il s'oblitère après la première dentition. Sur la lèvre postérieure du bord alvéolaire chez l'enfant, on remarque un petit trou derrière chaque dent, *iter dentis*. Au fond de ce petit trou se trouve une dent, destinée à remplacer celle de la première dentition. A l'état frais, le *guberna-*

culum dentis le traverse. 2° Chez le vieillard, les dents tombent ; le bord alvéolaire s'use, de sorte que le trou mentonnier paraît rapproché du bord supérieur ; chez lui encore le canal dentaire se rétrécit.

Développement. — C'est le premier os du squelette qui s'ossifie. Les points osseux se montrent du trentième au trente-cinquième jour de la vie intra-utérine. Il se développe par deux points osseux, un pour chaque moitié. Un point osseux en forme d'aiguille a été indiqué par Spix du côté interne de l'os. C'est ce point qui forme l'épine qui borde l'orifice du canal dentaire.

DENTS.

Les dents sont des corps durs, blancs, implantés dans les alvéoles des deux os maxillaires.

Caractères généraux des dents. — Au nombre de trente-deux chez l'adulte, seize à chaque mâchoire, les dents sont formées d'une partie libre dans la cavité buccale, la _couronne_ ; d'une partie implantée dans les alvéoles, la _racine_ ; une portion rétrécie, le _collet_, sépare la couronne de la racine.

La _couronne_, brillante, recouverte d'émail, est à nu dans la cavité buccale. La portion voisine du collet est recouverte par les gencives, qui sécrètent au niveau de leur bord libre une matière saline d'un blanc jaunâtre qui constitue le tartre des dents. Les couronnes sont régulièrement juxtaposées pour former les arcades dentaires ; elles sont séparées les unes des autres par un intervalle triangulaire où séjournent les aliments. Il est probable que la décomposition de ces aliments, qui rend toujours l'haleine plus ou moins fétide chez les individus qui n'ont pas soin de leur bouche, n'est pas sans influence sur la carie dentaire.

L'arcade dentaire inférieure décrit une courbe plus petite que celle de la supérieure, et dans une bouche normalement conformée les dents de la mâchoire supérieure, surtout les incisives, débordent en dehors les dents inférieures de 2 à 3 millimètres.

Le _collet_ des dents correspond au rebord alvéolaire ; il est enfoui dans la gencive.

La _racine_, enfoncée dans l'alvéole, adhère à ses parois par une membrane fibreuse qui se continue au niveau du bord libre de l'os avec le périoste du maxillaire et la substance des gencives. Cette membrane, _périoste alvéolo-dentaire_, forme une seule couche qui s'étend à toute la surface de l'alvéole. Les dents présentent au sommet de chaque racine un trou pour le passage des vaisseaux et des nerfs qui vont concourir à la formation de la pulpe dentaire.

Les dents sont creusées d'une cavité, *cavité dentaire*, que remplit à l'état frais le *bulbe* ou la *pulpe dentaire*. Cette cavité, considérable chez l'enfant, rétrécie chez le vieillard, occupe toute la longueur de la dent.

Les dents de la mâchoire supérieure reçoivent leurs artères de l'alvéolaire pour les molaires, tandis que les canines et les incisives reçoivent une branche que l'artère sous-orbitaire fournit dans le canal sous-orbitaire. Cette branche descend le long d'un petit canal creusé dans la paroi antérieure du sinus maxillaire. Les nerfs proviennent du trijumeau sous le nom de *nerfs dentaires postérieurs* pour les molaires et de *nerf dentaire antérieur*, qui descend dans le même canal que l'artère pour les canines et les incisives.

Les dents de la mâchoire inférieure reçoivent leurs artères de la dentaire inférieure. Les nerfs sont fournis par le dentaire inférieur du trijumeau.

Structure. — Les dents sont formées d'une *partie dure* et d'une *partie molle*.

La *partie dure* est constituée dans toute son étendue par une substance d'un blanc jaunâtre, qui forme les parois de la cavité dentaire. Cette substance, appelée *ivoire*, est creusée de petits tubes microscopiques innombrables, ouverts d'un côté dans la cavité dentaire et de l'autre sur la surface opposée. L'ivoire, la seule partie de la dent qui augmente d'épaisseur à mesure que l'individu avance en âge, est recouvert au niveau de la couronne seulement d'une mince couche brillante, formée de petits prismes microscopiques juxtaposés, qui constituent l'*émail*. Au niveau de la racine l'ivoire est recouvert d'une mince couche de substance osseuse pourvue d'*ostéoplastes*, mais non de *canaux de Havers ;* cette substance constitue le *cément*.

La *partie molle* de la dent, ou *pulpe dentaire*, remplit la cavité dentaire. Elle est limitée par une membrane, *membrane de formation de l'ivoire*, et formée au centre par la réunion des vaisseaux, des nerfs et d'une substance amorphe, au sein de laquelle se trouve un épithélium nucléaire avec quelques cellules cylindriques avoisinant la membrane.

Développement. — Les dents apparaissent sur le bord libre des mâchoires quelques mois après la naissance. Elles se développent, et au bout de quelques années, cinq à huit ans, elles sont chassées des alvéoles par de nouvelles dents qui les remplacent.

Les premières dents, au nombre de vingt, sont appelées *dents temporaires* ou *dents de lait*. Les phénomènes qui se rattachent à leur évolution constituent la *première dentition*. Les autres, ou *dents permanentes*, sont plus nombreuses ; elles sont au nombre de trente-deux ; leurs phénomènes d'évolution forment la *seconde dentition*.

Apparition des dents. — Les auteurs ne sont pas d'accord sur l'époque d'apparition des premières dents. Pour M. Cruveilhier, l'éruption des dents commence vers le sixième mois après la naissance pour se terminer vers le commencement de la quatrième année ; pour M. Oudet, elles commencent à apparaître du septième au huitième mois ; pour M. Hervieux, vers le onzième ; et pour M. Trousseau vers le treizième seulement.

De tout cela il faut conclure que cette époque est variable.

Ne sait-on pas, d'ailleurs, que Louis XIV et Mirabeau sont venus au monde avec des incisives ?

Les dents de la première dentition apparaissent dans l'ordre suivant : 1° incisives moyennes inférieures, du quatrième au dixième mois ; 2° incisives moyennes supérieures, quelque temps après ; 3° incisives latérales inférieures, du dixième au seizième mois ; 4° incisives latérales supérieures, quelque temps après ; 5° petites molaires inférieures de un an et demi à deux ans ; 6° petites molaires supérieures, quelque temps après ; 7° dans le cours de la troisième année, les canines inférieures ; quelque temps après, les canines supérieures.

Les dents de la première dentition sont d'un blanc bleuâtre, leurs racines sont courtes, de même que leur couronne ; enfin ces dents renferment moins de phosphate de chaux que celles de la deuxième dentition et sont plus souvent affectées de carie. Elles sont usées et repoussées peu à peu de leurs alvéoles par les dents de la seconde dentition qui doivent les remplacer.

Les dents de la seconde dentition sont au nombre de trente-deux, dont vingt de remplacement et douze nouvelles. 1° La première qui apparaît est la première molaire ; elle se montre à sept ans et est connue dans le vulgaire sous le nom de *dent de sept ans ;* elle a des racines très-longues ; 2° viennent ensuite les incisives moyennes inférieures, de sept à huit ans ; 3° les incisives moyennes supérieures de huit à neuf ans ; 4° les incisives latérales, de huit à dix ans ; 5° la première petite molaire, de neuf à onze ans ; 6° quelque temps après, les canines ; 7° la deuxième petite molaire, de douze à quatorze ans ; 8° la deuxième grosse molaire, de treize à quinze ans, et 9° enfin la dernière grosse molaire, ou *dent de sagesse*, entre vingt et trente-cinq ans.

Évolution des dents dans l'épaisseur du maxillaire. — Les dents de la première dentition apparaissent de la façon suivante, dans l'épaisseur des mâchoires. Pour bien nous faire comprendre, nous prendrons une dent isolée. Vers le deuxième ou le troisième mois de la vie intra-utérine, le bord du maxillaire se creuse d'une alvéole. La membrane gingivale qui bouche complétement à cette époque l'orifice de la cavité osseuse envoie dans cette cavité un prolongement creux qui la tapisse et qui doit constituer le périoste alvéolodentaire. En même temps, au fond de l'alvéole, se développe une petite saillie sous forme de papille qui augmente peu à peu de volume et qui doit former la pulpe dentaire. Elle renferme les vaisseaux et les nerfs. Une membrane analogue à une séreuse tapisse la surface interne du prolongement que la membrane gingivale envoie dans l'alvéole, et se réfléchit au fond de cette cavité pour tapisser la surface de la pulpe dentaire. Pour l'intelligence de la description, nous ne pouvons mieux faire que de comparer cette membrane à une séreuse, dont le feuillet pariétal tapisserait la cavité alvéolaire et le feuillet viscéral la pulpe. La surface libre est lisse comme celle d'une séreuse ; sa cavité renferme un liquide transparent, visqueux, peu abondant. L'ensemble des parties contenues dans l'alvéole constitue le *follicule dentaire* ou *germe;* l'espèce de membrane séreuse que nous venons de décrire forme la *membrane du follicule.* Les follicules sont intimement unis aux gencives; de sorte qu'ils restent appendus à celles-ci comme des grains de raisin, quand on vient à séparer du maxillaire les gencives qui le recouvrent.

Les dents de la seconde dentition diffèrent de celles de la première en ce que les follicules sont situés dans des alvéoles particulières postérieures aux alvéoles de la première dentition. Les follicules de la seconde dentition existent en même temps que ceux de la première, ce qui explique la présence de deux canaux dentaires chez le fœtus et l'atrophie de l'un d'eux lorsque les dents de la première dentition sont chassées des alvéoles.

Vers quatre mois et demi de la vie intra-utérine, le follicule présente la forme et les dimensions de la dent qu'il doit former ; c'est alors que se produit l'*ivoiré.* On voit à la surface de la membrane du follicule se former de petites écailles qui deviennent de plus en plus solides ; elles se réunissent entre elles et forment au follicule un étui complet. A mesure qu'on se rapproche de la fin de la grossesse, on voit cet étui dur se recouvrir à sa surface interne de nouvelles couches éburnées. La formation de l'ivoire est précédée par le développement d'une membrane molle, formée de cellules prismatiques qui s'incrustent de sels calcaires et qui forment l'*émail.* Vers la fin de la grossesse, l'ivoire se recouvre au niveau de la racine d'une matière amorphe qui s'ossifie directement sans passer par l'état cartilagineux pour former le *cément.*

Vers l'âge de cinq, six ou sept ans, les dents de la première dentition doivent être chassées par les dents permanentes. Celles-ci, en se développant, usent la cloison qui les sépare des alvéoles des premières ; puis elles déterminent, par compression, l'usure moléculaire des dents qui y sont contenues jusqu'à la chute de ces dernières, dont elles prennent la place.

Certains auteurs, Blacke, M. Serres, admettent l'existence d'un petit canal, *iter dentis*, situé sur la lèvre interne du rebord alvéolaire des premières dents, et celle d'un cordon plein, un peu gros pour les incisives et les canines, filiforme pour les molaires, partant de la gencive pour se rendre aux follicules des dents permanentes et destiné à diriger ces dernières dans leur évolution. Ce cordon a été désigné sous le nom de *gubernaculum dentis*.

Les *dents surnuméraires* ou *surdents* sont formées par certaines dents de la seconde dentition, déviées par suite de la persistance des dents de lait.

Évolution des dents chez l'adulte et chez le vieillard.
— Lorsque les trente-deux dents sont développées, elles ne grandissent pas ; leurs changements ultérieurs consistent : 1° dans l'usure graduelle et insensible de l'émail, qui ne se renouvelle pas comme chez certains animaux ; 2° dans la production à la surface interne de l'ivoire de nouvelles couches éburnées qui, en augmentant l'épaisseur de l'ivoire, diminuent la cavité de la dent et par conséquent la pulpe dentaire.

Chez les vieillards, les couches d'ivoire se sont tellement accrues que la cavité dentaire est effacée et la pulpe atrophiée. Il résulte de cette atrophie que les dents, dépourvues ou à peu près de vaisseaux et de nerfs, jouent le rôle de véritables corps étrangers, sur lesquels le tissu osseux agit par son élasticité et sa rétractilité. Les dents deviennent vacillantes et tombent. La chute opérée, l'alvéole se comble de tissu osseux.

Caractères particuliers des dents. — Chez l'adulte, on divise les dents en *incisives*, *canines* et *molaires*.

Incisives. — Au nombre de quatre à chaque mâchoire, elles occupent la partie médiane et antérieure des arcades dentaires. Celles de la mâchoire supérieure sont plus grandes, et parmi celles-ci les incisives moyennes sont plus développées. Leur couronne est aplatie d'avant en arrière ; elle présente une face antérieure convexe et lisse, une face postérieure taillée en biseau du collet vers le bord libre, un bord libre, tranchant, et deux bords latéraux plus ou moins parfaitement juxtaposés, selon les individus ; leur racine unique s'enfonce dans les alvéoles correspondantes. Le nom de ces dents indique qu'elles servent à couper.

Canines. — Au nombre de deux à chaque mâchoire, elles sont situées en dehors des incisives. Les canines de la mâchoire supérieure sont plus longues et plus grosses ; elles s'enfoncent dans l'épaisseur de l'apophyse montante, et le voisinage de la cavité orbitaire leur a valu le nom de *dents de l'œil*. La couronne des canines est plus épaisse et plus longue que celle des incisives ; elle est conique et terminée par une pointe libre ; elle constitue la défense chez certains animaux. On donne encore à ces dents le nom de *laniaires*, parce qu'elles sont destinées à déchirer. La racine des canines est simple, elle a la forme d'un cône allongé.

Molaires. — Au nombre de dix à chaque mâchoire, six grosses, quatre petites, connues encore sous le nom de *multicuspidées*, elles servent à broyer les aliments ; elles sont situées aux deux extrémités de chaque arcade dentaire, cinq de chaque côté. Les deux molaires placées en dehors de chaque canine sont plus petites que les autres et constituent les *petites molaires*. Les trois autres, plus volumineuses, forment les *grosses molaires*, qui manquent à la première dentition. Les petites molaires présentent une couronne cylindrique un peu aplatie du côté des dents voisines ; elles se terminent par une surface libre, munie de deux tubercules séparés par une rainure antéro-postérieure. Le tubercule interne est plus petit que l'autre. La racine des petites molaires est simple ou bifide. Les grosses molaires, que l'on désigne sous le nom de *première*, *deuxième*, *troisième*, d'avant en arrière, présentent une couronne en forme de disque. La surface libre du disque est munie de quatre tubercules séparés par un sillon en forme de croix irrégulière. Leur racine est double, triple ou quadruple. Celles de la mâchoire inférieure n'ont que deux racines très-fortes, aplaties d'avant en arrière, l'une antérieure, l'autre postérieure. La dernière des grosses molaires porte le nom de *dent de sagesse*, elle présente de nombreuses variétés ; elle est souvent plus courte et moins saillante que les autres ; elle se développe quelquefois sur le bord de la branche de la mâchoire ; dans quelques cas, elle reste entièrement cachée dans l'épaisseur de l'os.

FACE EN GÉNÉRAL.

Après avoir étudié séparément les quatorze os qui composent la face, nous devons maintenant les grouper et étudier le massif osseux qu'ils constituent au-dessous du crâne. Ce massif est situé au-dessous de la portion antérieure de la base du crâne, en avant de la ligne que nous avons désignée sous le nom de *bizygomatique*.

La face, considérée dans son ensemble, a la forme d'un prisme triangulaire à face antérieure libre, à face supérieure adhérente au crâne, à face postérieure ou gutturale. Les extrémités seraient représentées par les os malaires et les branches du maxillaire inférieur.

Face antérieure. — Elle présente sur la ligne médiane et de haut en bas : 1° l'articulation des os propres du nez entre eux et avec le frontal ; 2° l'ouverture antérieure des fosses nasales ; 3° l'épine nasale antérieure et la suture qui réunit les maxillaires supérieurs, 4° la symphyse du menton.

De chaque côté, elle présente : 1° la cavité orbitaire ; 2° la face antérieure de la pyramide triangulaire qui s'élève du maxillaire supérieur ; 3° la face antérieure de l'os malaire ; 4° plus bas, la face antérieure du maxillaire inférieur.

Face supérieure. — Très-irrégulière, en rapport avec la base du crâne, elle présente sur la ligne médiane, les fosses nasales, séparées par le vomer ; sur les côtés, les cavités orbitaires, séparées des fosses nasales par le bord supérieur du maxillaire supérieur et par l'unguis.

Face postérieure. — Irrégulière ; formée : 1° d'un étage supérieur limité en bas par la voûte palatine : cet étage présente sur la ligne médiane le bord postérieur mince du vomer ; immédiatement à côté, l'orifice postérieur des fosses nasales ; plus en dehors la fosse ptérygoïdienne et ses deux ailes ; 2° d'un étage inférieur formé par la voûte palatine et par la face postérieure du maxillaire inférieur.

Extrémités. — Les extrémités ou faces latérales sont formées par l'os malaire et la face externe de la branche du maxillaire inférieur.

Après la description détaillée des os de la face en particulier, je crois inutile d'insister sur la description de la face en général. J'aurai soin seulement de décrire les cavités que tous ces os forment par leur réunion. Je décrirai avec la face antérieure : 1° les *cavités orbitaires*, 2° les *fosses nasales ;* avec la fosse postérieure, 3° la *voûte palatine*, 4° la *fosse ptérygoïde ;* avec les faces latérales, 5° la *fosse zygomatique*, 6° la *fosse ptérygo-maxillaire.*

1° Cavité orbitaire.

1° Cavité orbitaire. — La cavité de l'orbite est située sur les parties latérales, antérieure et supérieure de la face. Elle a la forme d'une pyramide quadrangulaire à sommet postérieur. Cette pyramide présente à étudier une base, un sommet, quatre parois, quatre bords. L'axe de la pyramide n'est pas directement antéro-postérieur, mais un peu oblique en arrière et en dedans, de sorte que la paroi interne se porte directement d'avant en arrière, tandis que la paroi externe est oblique en arrière et en dedans.

Base ou rebord orbitaire. — Elle est coupée obliquement en dehors et un peu en arrière. Elle est formée en haut par l'arcade orbitaire et les apophyses orbitaires interne et externe, en bas et en dedans par le bord externe de l'apophyse montante du maxillaire supérieur, en bas et en dehors par le bord interne et antérieur de l'os malaire. On y trouve aussi les sutures qui réunissent ces trois os.

Sommet. — Il est formé par la partie la plus large de la fente sphénoïdale et la lamelle osseuse qui la limite en dedans.

Paroi supérieure. — Elle présente la voûte orbitaire du frontal en avant, la face inférieure de la petite aile du sphénoïde en arrière, et la suture qui les réunit. A la partie antérieure de cette paroi, sur le rebord orbitaire, on trouve : 1° en dedans, une échancrure pour la poulie cartilagineuse du muscle grand oblique, 2° au milieu, le trou sus-orbitaire pour le passage de l'artère et du nerf sus-orbitaires ; 3° en dehors, derrière le rebord orbitaire, la fossette lacrymale pour la glande lacrymale.

Paroi inférieure. — Triangulaire, un peu oblique en bas, en avant et en dehors, elle est formée dans presque toute son étendue par la face supérieure de la pyramide située sur la face externe du maxillaire supérieur. A sa partie la plus reculée, elle présente une petite facette triangulaire appartenant au palatin, avec une suture qui réunit cette facette au maxillaire. En avant et en dehors, elle est formée par la face orbitaire de l'os malaire. Sur cette paroi amincie qui recouvre le sinus maxillaire, on trouve la gouttière sous-orbitaire et le nerf maxillaire supérieur, gouttière qui se termine par le canal sous-orbitaire.

Paroi externe. — Elle est formée par la face antérieure de la grande aile du sphénoïde en arrière, et par la face orbitaire de l'os malaire en avant. Une suture réunit ces os.

Paroi interne. — Elle est formée d'arrière en avant par le corps du sphénoïde, par l'os planum de l'ethmoïde, par l'unguis et la gouttière lacrymo-nasale. Des sutures verticales unissent ces os. A la partie antérieure de cette paroi se trouve la gouttière lacrymo-nasale, de 12 millimètres de long environ, formée dans sa moitié antérieure par l'apophyse montante du maxillaire supérieur et dans sa moitié postérieure par l'unguis. Elle se termine insensiblement en haut, tandis qu'en bas elle se termine par un trou que forment les deux bords de la gouttière en s'inclinant l'un vers l'autre, en forme de crochet. Cet orifice est le commencement du canal nasal. Le *canal nasal* est un conduit de 12 millimètres environ, commençant en haut dans la cavité orbitaire, se terminant en bas dans le méat inférieur des fosses nasales. De 3 à 4 millimètres de diamètre environ, ce canal, légèrement aplati latéralement, plus étroit au milieu, décrit une légère courbure, convexe en dehors et en avant. Il est formé en avant, en dehors et en arrière par le maxillaire supérieur, et en dedans : 1° par l'apophyse verticale du cornet inférieur en bas ; 2° par la partie inférieure de l'unguis en haut.

Angle supérieur et interne. — Il présente la suture du frontal avec l'unguis et l'ethmoïde ; on y trouve au niveau de la suture fronto-ethmoïdale deux orifices, *trous ethmoïdaux* ou *orbitaires internes*. L'antérieur communique dans la cavité crânienne avec les gouttières ethmoïdales et donne passage à l'artère ethmoïdale antérieure et au filet ethmoïdal du rameau nasal du nerf ophthalmique de Willis, organes qui traversent ce trou de l'orbite vers le crâne. Le postérieur laisse passer l'artère ethmoïdale postérieure qui a la même direction. A la partie postérieure de cet angle, on voit le trou optique où passent le nerf optique et l'artère ophthalmique.

Angle supérieur et externe. — Il est formé par la réunion du frontal avec la grande aile du sphénoïde et l'os malaire. Il présente dans sa moitié postérieure la fente sphénoïdale élargie vers le sommet de l'orbite, formée par les deux ailes et par le corps du sphénoïde. La veine ophthalmique, de petites branches artérielles de la méningée moyenne, une expansion de la dure-mère, et les nerfs moteur oculaire commun, moteur oculaire externe, pathétique, nasal, frontal, lacrymal, traversent cette fente.

Angle inférieur et interne. — Peu marqué, il se confond tellement avec les deux parois qu'il sépare, qu'on pourrait dire que la cavité orbitaire a la forme d'une pyramide triangulaire. Il présente d'arrière en avant la suture qui unit l'apophyse orbitaire du palatin au corps du sphénoïde, celle qui réunit le maxillaire supérieur à l'ethmoïde et à l'unguis ; c'est à la partie antérieure de cet angle qu'on trouve l'orifice supérieur du canal nasal.

Angle inférieur et externe. — Il est formé en avant par la face orbitaire de l'os malaire ; en arrière, par la fente sphéno-maxillaire. Celle-ci, formée en haut par la grande aile du sphénoïde, en bas par le maxillaire supérieur, en avant par l'os malaire, laisse voir le fond de la fosse ptérygo-maxillaire et le trou grand rond. A l'état frais, le périoste passe de la paroi externe de l'orbite sur la paroi inférieure comme un pont, de sorte que les vaisseaux et le nerf qui s'engagent dans la gouttière sous-orbitaire sont séparés de la cavité par le périoste qui les applique contre le maxillaire.

2° Fosses nasales. — Les fosses nasales sont des cavités situées au centre des os de la face et séparées par une cloison, *cloison des* *fosses nasales*. Elles présentent à étudier, une cavité, deux orifices, quatre parois.

La **Cavité des fosses nasales,** beaucoup plus large à la partie inférieure, communique avec la cavité du pharynx et avec plusieurs prolongements situés dans l'épaisseur des os, qui entourent les fosses nasales, *sinus*.

Paroi inférieure. — Appelée aussi *plancher*, cette paroi est formée par l'apophyse palatine du maxillaire supérieur et par la portion horizontale du palatin. Elle est lisse, concave transversalement, horizontale.

Paroi supérieure. — En forme de voûte, elle n'a que 4 à 6 millimètres de largeur. Plus élevée à la partie moyenne qu'à ses extrémités, cette paroi est formée par cinq os : les os propres du nez, l'épine nasale du frontal, creusée en arrière de deux gouttières, la lame criblée de l'ethmoïde, l'apophyse sphénoïdale du palatin qui s'incline vers la ligne médiane en s'appliquant à la face inférieure du corps du sphénoïde, et le corps du sphénoïde lui-même.

Paroi interne. — Verticale, régulière, formée par la cloison, cette paroi est construite par deux os, la lame perpendiculaire de l'ethmoïde en haut et en avant, le vomer en bas et en arrière. Ces deux os interceptent entre eux, à la partie antérieure, un espace triangulaire qui laisse communiquer les deux fosses nasales chez le squelette. A l'état frais, cet espace est comblé par le cartilage de la cloison.

Paroi externe. — Oblique de haut en bas et de dedans en dehors, la paroi externe est très-irrégulière et présente des orifices, des saillies et des anfractuosités. Elle est formée par six os : la face interne des masses latérales de l'ethmoïde en haut, la face interne du maxillaire supérieur et de son apophyse montante en bas et en avant, l'unguis en haut entre l'ethmoïde et l'apophyse montante, la portion verticale du palatin en arrière, la face interne de l'apophyse ptérygoïde qui forme la limite postérieure de cette paroi, et le cornet inférieur qui s'articule avec les quatre premiers. On trouve sur cette paroi trois lames osseuses contournées sur elles-mêmes, et qu'on a appelées *cornets*.

Le *cornet supérieur*, ou *cornet de Morgagni*, à peine marqué, ne peut être distingué que sur son extrémité postérieure. Il appartient à l'ethmoïde, et pour l'apercevoir il faut regarder la face interne des masses latérales de l'ethmoïde par la partie postérieure. Le *cornet moyen*, placé au-dessous, est plus volumineux, il est aussi une dépendance de l'ethmoïde. Le *cornet inférieur* est indépendant, c'est un os isolé, beaucoup plus volumineux et plus allongé que les deux autres. Les cornets ont tous une face interne convexe qui regarde la cloison des fosses nasales ; une face externe concave qui regarde le côté opposé ; un bord inférieur libre dans la cavité des fosses nasales ; un bord supérieur adhérent. Ces os sont couverts de petits sillons dans lesquels rampent des vaisseaux. Les espaces placés au-dessous des cornets constituent les *méats*. Ils prennent le nom du cornet au-dessous duquel ils sont placés. Ainsi, le *méat supérieur* est situé au-dessous du cornet supérieur, le *méat moyen* au-dessous du cornet moyen, etc. On conçoit facilement que le supérieur est plus petit que les deux autres, puisque le cornet qui le recouvre est beaucoup plus petit. Les méats peuvent être considérés comme les principaux prolongements de la cavité des fosses nasales, dans lesquelles viennent s'ouvrir d'autres prolongements anfractueux creusés au centre de plusieurs os, les *sinus*. Dans le méat supérieur, en arrière, on voit l'ouverture des cellules ethmoïdales postérieures, ou sinus ethmoïdal postérieur, et plus en arrière, l'ouverture des sinus sphénoïdaux. Dans le méat moyen, vers la partie moyenne, on voit celle du sinus maxillaire, considérablement rétrécie par l'ethmoïde, l'unguis, le cornet inférieur et le palatin. On y trouve aussi à la partie antérieure l'ouverture d'un canal osseux qui parcourt l'ethmoïde de bas en haut et d'arrière en avant, *infundibulum*. Ce conduit s'ouvre en haut dans les sinus frontaux ; il communique dans son trajet avec les cellules antérieures de l'ethmoïde, et par un petit orifice avec le sinus maxillaire. Dans le méat inférieur, vers la partie antérieure, on voit l'orifice inférieur du canal nasal.

Orifice antérieur. — L'orifice antérieur de la fosse nasale se confond avec celui du côté opposé. Il a la forme d'un cœur de carte à jouer. Il est formé par les os propres du nez et le maxillaire supérieur. On y trouve à la partie inférieure l'épine nasale antérieure.

Orifice postérieur. — Séparé de celui du côté opposé par le vomer, cet orifice forme un quadrilatère limité en haut par le corps du sphénoïde, en bas par le bord postérieur de la voûte palatine, en dedans par le bord postérieur du vomer, en dehors par le bord postérieur de l'aile interne de l'apophyse ptérygoïde.

A l'état frais, les fosses nasales sont recouvertes, dans toute leur étendue, par la muqueuse pituitaire, membrane qui en revêt toutes les saillies et dépressions, et qui envoie un mince prolongement dans les sinus.

Les fosses nasales sont différentes chez l'enfant et chez l'adulte. La description qui précède s'applique aux fosses nasales de l'adulte. A la naissance, par suite du peu d'étendue de haut en bas de l'os maxillaire supérieur et de l'ethmoïde, les fosses nasales sont très-petites ; de plus, les sinus, spacieux chez l'adulte et communiquant largement avec les fosses nasalés, sont à peine marqués chez l'enfant. M. Tillaux, prosecteur de la Faculté, a étudié avec grand soin le développement et le rôle de ces sinus. (Voy. *Développement de la face*).

3° Voûte palatine. — Plus ou moins profonde, selon les sujets,

la voûte palatine est constituée par l'apophyse palatine du maxillaire supérieur en avant, et par la portion horizontale du palatin en arrière. On y remarque une suture en forme de croix qui réunit ces divers os. C'est au point d'entrecroisement de ces sutures que l'on peut toucher cinq os avec la pointe d'une aiguille. Il faut se rappeler la présence du vomer au-dessus de ce point. La voûte palatine présente des crêtes nombreuses et des sillons dans lesquels rampent des vaisseaux. Elle est limitée en dehors et en avant par le bord alvéolaire du maxillaire ; mais, en arrière, elle se prolonge en contournant le maxillaire par une petite facette appartenant à l'apophyse pyramidale du palatin. On trouve à la partie antérieure de la voûte palatine, sur la ligne médiane, le canal palatin antérieur, simple en bas, bifurqué du côté des fosses nasales, où passent l'artère sphéno-palatine et le nerf sphéno-palatin. En arrière et en dehors, à la partie interne de la dernière grosse molaire, on trouve le canal palatin postérieur pour le passage de l'artère palatine supérieure et des nerfs palatins. On trouve souvent sur la face inférieure de l'apophyse pyramidale du palatin un ou deux orifices ; ce sont les canaux palatins accessoires qui donnent passage à des nerfs palatins.

4° Fosse ptérygoïde. —Située dans l'apophyse ptérygoïde, cette

fosse est allongée verticalement, limitée sur les côtés par les ailes de l'apophyse et complétée en bas par une portion de la face postérieure de l'apophyse pyramidale du palatin. Elle donne attache au muscle ptérygoïdien interne. Elle présente à sa partie supérieure, contre l'aile interne, une petite facette concave, *fossette scaphoïde*, pour le muscle péristaphylin externe.

5° Fosse zygomatique. — C'est une cavité incomplète dépour-

vue de paroi postérieure et de paroi inférieure. Située sur les côtés de la face, entre l'apophyse ptérygoïde, le maxillaire supérieur et la branche du maxillaire inférieur ; elle présente une paroi interne formée par l'aile externe de l'apophyse ptérygoïde, en avant de laquelle se trouve là fosse ptérygo-maxillaire, une paroi externe, formée par la branche du maxillaire inférieur, une paroi antérieure formée par la face postérieure de la pyramide qui surmonte le maxillaire supérieur et une paroi supérieure, incomplète, limitée en avant par une crête qui la sépare de la fente sphéno-maxillaire, et en dehors par une crête qui la sépare de la fosse temporale.

6° Fosse ptérygo-maxillaire. — Bichat a donné ce nom à une cavité que l'on trouve au fond de la fosse zygomatique, derrière le maxillaire supérieur. Cette cavité profonde, en forme de fente, présente une ouverture du côté de la fosse zygomatique, une *paroi interne*, ou *fond*, formée par la portion verticale du palatin et par une des facettes non articulaires de l'apophyse orbitaire de cet os ; une *paroi antérieure* formée par le bord postérieur du maxillaire supérieur, et une *paroi postérieure* formée par la face antérieure de l'apophyse ptérygoïde.

La fosse ptérygo-maxillaire se termine en pointe en bas, tandis qu'en haut elle est élargie. Dans ce point, elle se réunit à la fente sphéno-maxillaire et à la fente sphéno-'ale au-dessous du sommet de la cavité orbitaire.

On trouve cinq trous dans la fosse ptérygo-maxillaire : deux sur la paroi postérieure, le *trou grand rond*, où passe le nerf maxillaire supérieur, et le *conduit vidien* où passent le nerf vidien et l'artère vidienne ; un sur la paroi interne, le *trou sphéno-palatin*, fermé à l'état frais par la muqueuse pituitaire, où passent les nerfs sphéno-palatins et l'artère sphéno-palatine ; un sur la paroi supérieure, le *conduit ptérygo-palatin*, où passent l'artère ptérygo-palatine et le nerf pharyngien de Bock ; un sur la partie inférieure et interne, le *canal palatin postérieur*, pour l'artère palatine supérieure et les nerfs palatins.

Dans la cavité de cette fosse, on trouve à l'état frais, le ganglion de Meckel, qui a des connexions avec tous les nerfs que je viens d'énumérer, et avec la terminaison de l'artère maxillaire interne qui donne toutes les branches qui accompagnent ces nerfs.

Développement de la face. — Nous avons décrit le développement de chaque os en particulier. Il nous reste à décrire le développement de la face en général. On trouve bien dans les auteurs la description des régions et des cavités de la face et leurs différences aux divers âges de la vie. Ces mêmes auteurs font bien remarquer aussi que ces différences tiennent surtout à la petitesse du sinus maxillaire et au peu de hauteur de l'ethmoïde et du maxillaire supérieur chez le fœtus, tandis que la formation de ce sinus et l'accroissement du maxillaire et de l'ethmoïde donnent à la face de l'adulte les caractères qu'elle présente. Mais, pour ce qui touche au développement des sinus de la face et au rôle qu'ils jouent, ils sont à peu près muets. Pour cette étude, nous avons largement puisé dans la thèse inaugurale (1862) de M. le docteur Tillaux, prosecteur de la Faculté, qui a étudié cette question.

Les sinus exercent une si grande influence sur le développement de la face que nous devons nécessairement parler d'abord de ces cavités.

Prises collectivement, ces cavités, selon l'opinion de M. Tillaux, sont destinées à mettre le poids de la face en équilibre avec celui du crâne. Il existe, en effet, dans les premières années de la vie, un équilibre parfait entre le crâne et la face. Or, à cet âge, la face se développant beaucoup plus que le crâne, l'équilibre serait rompu à l'avantage de la première, si les os qui la composent ne se creusaient de cavités pour permettre à la région d'augmenter de volume, sans augmenter de poids.

En suivant l'auteur dans son travail, on peut voir cette loi d'é-quilibre exister à toutes les époques de la vie.

Considérés isolément, les sinus se développent de la manière sui-vante : 1° le sinus maxillaire se montre à la naissance sous forme d'une petite fente antéro-postérieure qui s'accroît insensiblement dans les premières années et qui augmente rapidement à l'époque de la puberté ; il continue à s'accroître jusqu'à la vieillesse, époque à laquelle ses parois sont souvent formées de lamelles osseuses extrê-mement minces ; 2° le sinus sphénoïdal apparaît à l'âge de vingt à vingt-deux ans ; 3° dans les quatre premières années, les cellules ethmoïdales arrivent à leur complet développement ; 4° quant au sinus frontal, il se développerait, selon M. Malgaigne, de trente à quarante ans ; selon M. Cruveilhier, il apparaîtrait dans le cours de la première année. M. Tillaux fait remarquer l'opposition de ces deux opinions, et à la suite de nombreuses recherches entreprises par lui pour un concours d'aide d'anatomie en 1858, il a cru pouvoir fixer l'époque d'apparition de ce sinus à l'âge de onze ou douze ans.

L'accroissement de ces sinus détermine les modifications de la face aux divers âges de la vie.

1° Chez le fœtus et l'enfant. — La face présente un diamètre vertical très-peu étendu, et un diamètre transversal très-considé-rable à la partie supérieure.

En avant : Cavités orbitaires très-développées, un peu aplaties de haut en bas ; fosses nasales, petites, aplaties dans le même sens ; absence de la fosse canine ; épaississement des rebords alvéolaires, qui renferment les follicules dentaires.

En arrière : Brièveté des apophyses ptérygoïdes ; dimensions peu considérables de l'orifice postérieur des fosses nasales ; obliquité en bas et en avant, de ces apophyses et de ces orifices, due au peu de développement du sinus maxillaire ; voûte palatine peu étendue d'a-vant en arrière.

Sur les côtés : Branches de la mâchoire très-obliques de haut en bas, d'arrière en avant ; angle obtus formé par le corps et les branches, de sorte que la portion articulaire du condyle de cet os qui se trouve en avant chez l'adulte regarde en haut chez l'enfant.

2° Chez l'adulte. — Les sinus étant développés, le maxillaire supérieur, l'ethmoïde et le palatin s'étant allongés dans le sens vertical, la physionomie est changée et la face se présente telle qu'elle a été décrite dans les généralités.

3° Chez le vieillard. — Chute des dents ; usure des bords alvéolaires, proéminence du menton qui se rapproche du nez ; par suite de cette usure, l'angle de la mâchoire devient obtus comme il était chez le fœtus, ce qui fait qu'à ces deux âges de la vie les luxations sont difficiles pour ne pas dire impossibles. Enfin à cet âge, les sinus sont tellement développés que les parois osseuses qui les limitent deviennent minces et fragiles et se brisent à la moindre pression.

IX. — Os hyoïde.

Position. — Placez la face convexe en avant et les petites cornes en haut.

L'os hyoïde est un petit os en forme de fer à cheval, situé entre les régions sus-hyoïdienne et sous-hyoïdienne, au-dessus du larynx, au-dessous de la langue. Il ne s'articule avec aucun os et il est suspendu au milieu des parties molles de la région antérieure du cou. Il présente un corps et deux extrémités.

Le corps est aplati d'avant en arrière et convexe en avant ; on lui considère une face antérieure, une face postérieure, un bord supérieur, un bord inférieur.

Face antérieure. — Elle présente une saillie en forme de croix et donne insertion aux muscles génio-hyoïdien, mylo-hyoïdien, stylo-hyoïdien et digastrique.

Face postérieure. — Concave, elle est en rapport avec la membrane thyro-hyoïdienne dont elle est séparée par du tissu cellulaire et une bourse séreuse découverte par M. Malgaigne. Deux muscles s'y insèrent : le génio-glosse et le thyro-hyoïdien.

Bord inférieur. — Mince, ce bord donne insertion aux muscles sterno-cléido-hyoïdien et omoplato-hyoïdien.

Bord supérieur. — Mince aussi, il donne insertion à une aponévrose qui se porte dans l'épaisseur de la langue, *membrane hyoglossienne*, à la membrane thyro-hyoïdienne et au muscle hyoglosse.

Les extrémités sont bifurquées; chacune des branches porte le nom de corne. La branche supérieure, ou *petite corne*, située à l'union du corps de l'os et de la grande corne, donne insertion au ligament stylo-hyoïdien, converti en os chez les animaux. La branche inférieure, ou *grande corne*, constitue les extrémités du fer à cheval ; elles sont aplaties de haut en bas et donnent insertion aux muscles thyro-hyoïdien, hyoglosse et constricteur moyen du pharynx.

Les deux cornes de l'os hyoïde ne sont pas en continuité de tissu avec le corps, elles sont articulées avec lui et recouvertes d'une couche cartilagineuse au niveau de cette articulation.

Développement. — Cinq points osseux, un pour le corps, un pour chaque corne.

ARTICLE II.

COLONNE VERTÉBRALE.

On appelle colonne vertébrale cette tige osseuse située à la partie postérieure du tronc sur la ligne médiane. Cette tige osseuse présente plusieurs courbures qui correspondent à autant de régions différentes. De haut en bas, on remarque : 1° une courbure à convexité antérieure, c'est la *région cervicale* de la colonne ; 2° une courbure à convexité postérieure, c'est la *région dorsale ;* elle correspond à toutes les côtes ; 3° une courbure convexe en avant, c'est la *région lombaire ;* 4° enfin une courbure plus marquée que toutes les autres, concave en avant ; cette région s'appelle *sacro-coccygienne* ou *pelvienne.*

Vingt-six os composent la colonne vertébrale : les uns, parfaitement séparables, réunis au moyen de ligaments, sont au nombre de vingt-quatre. On les appelle *vraies vertèbres ;* il y en a sept à la région cervicale, douze à la région dorsale, cinq à la région lombaire. Les autres, qui sont le *sacrum* et le *coccyx*, sont formés par plusieurs vertèbres incomplétement développées et soudées entre elles. On les appelle *fausses vertèbres* ; elles sont au nombre de neuf : cinq constituent le sacrum, quatre le coccyx.

Les vertèbres présentent à étudier :

1° Des caractères généraux qui s'appliquent à toutes les vertèbres ;

2° Des caractères particuliers qui s'appliquent à toutes les vertèbres d'une même région ;

3° Des caractères particuliers qui s'appliquent à l'étude de quelques-unes d'entre elles.

§ 1. — Caractères généraux des vertèbres.

Toute vertèbre mise en position présente :

A. Sur la ligne médiane, en allant d'avant en arrière : 1° un corps, 2° un trou, 3° une apophyse épineuse;

B. Sur les parties latérales, en allant d'avant en arrière, c'est-à-dire du corps vers l'apophyse épineuse : 1° un pédicule, 2° deux échancrures, 3° une apophyse transverse, 4° deux apophyses articulaires, 5° une lame.

Corps. — Partie la plus volumineuse de la vertèbre; ses faces supérieure et inférieure donnent insertion au disque fibreux intervertébral; sa face antérieure est creusée d'une gouttière transversale plus marquée sur les côtés que sur la ligne médiane; sa face postérieure, plane, forme la paroi antérieure du canal rachidien; elle présente un ou plusieurs trous volumineux qui donnent passage aux veines du corps de la vertèbre.

Trou vertébral. — Il sépare le corps de l'apophyse épineuse; il forme avec le trou des autres vertèbres le canal rachidien.

Apophyse épineuse. — Elle se dirige en arrière sous forme d'épine; elle forme avec les autres apophyses épineuses la crête épinière; elle donne insertion à des muscles.

Pédicule. — On donne ce nom à cette portion étroite de la vertèbre qui réunit le corps aux autres parties. Le pédicule sépare les deux échancrures; il est placé à égale distance de la face supérieure et de la face inférieure du corps si les deux échancrures sont égales, à une distance inégale si les deux échancrures n'ont pas la même profondeur.

Échancrures. — Au nombre de deux de chaque côté : l'une est placée sur le pédicule, l'autre est placée au-dessous. Les échancrures des vertèbres se correspondent, et, en se réunissant, elles forment les *trous de conjugaison.*

Apophyses transverses. — Ce sont des prolongements latéraux de la vertèbre qui donnent insertion à des muscles. Il en existe une de chaque côté de la vertèbre.

Apophyses articulaires. — Au nombre de quatre, deux supérieures, deux inférieures; elles s'articulent avec celles des vertèbres voisines; les supérieures regardent en arrière, les inférieures en avant.

Lame. — Portion de vertèbre qui forme la paroi postérieure du canal rachidien ; elle réunit l'apophyse épineuse aux apophyses articulaires. Les ligaments jaunes réunissent les lames des vertèbres voisines.

Avec les caractères qui précèdent, on pourra reconnaître une vertèbre, la distinguer de tous les autres os ; mais on ne pourra dire à quelle région cette vertèbre appartient qu'après avoir étudié le chapitre suivant.

§ 2. — Caractères des vertèbres de chaque région.

Région cervicale. — Le corps est allongé transversalement, il est surmonté de chaque côté de la face supérieure d'un crochet qui s'articule avec une échancrure située également de chaque côté de la face inférieure de la vertèbre qui est au-dessus. Le trou est triangulaire. L'un des côtés du triangle est plus long que les deux autres, c'est celui que forme le corps. L'apophyse épineuse est courte, presque horizontale, bifurquée à son extrémité libre, creusée d'une gouttière sur sa face inférieure. Le pédicule est mince, situé à égale distance des faces supérieure et inférieure du corps, ce qui indique que les échancrures sont d'une égale profondeur au-dessus et au-dessous du pédicule. L'apophyse transverse est située sur les côtés du corps et non en arrière, comme cela se voit dans les autres régions. Elle est courte, bifurquée au sommet, percée d'un trou à la base pour laisser passer l'artère vertébrale, creusée d'une gouttière horizontale à sa face supérieure sur laquelle passe le nerf qui sort du trou de conjugaison. Les apophyses articulaires supérieures regardent en arrière et en haut, les inférieures en avant et en bas. Les deux apophyses articulaires du même côté sont placées aux extrémités d'une petite colonne osseuse qui semble avoir été coupée obliquement à ses deux extrémités pour former les surfaces articulaires.

La lame est mince, allongée dans le sens transversal ; elle est un peu inclinée en bas et en arrière.

Région dorsale. — Le corps des vertèbres dorsales présente les diamètres transverse et antéro-postérieur égaux. La face supérieure et la face inférieure sont planes. On trouve de chaque côté du corps deux demi-facettes articulaires qui s'articulent avec les côtes. Le trou est rond, beaucoup plus petit que dans les autres régions. L'apophyse épineuse est longue, oblique en bas et en arrière, non bifurquée au sommet. Le pédicule est plus rapproché de la face supérieure du corps ; donc, les échancrures supérieures sont plus petites que les échancrures inférieures, comme 1 est à 3. L'apophyse transverse est longue, son sommet est volumineux, déjeté en arrière,

muni en avant d'une facette articulaire qui s'articule avec la tubérosité de la côte qui lui correspond. Les apophyses articulaires font
voir dans cette région qu'il est utile de ne pas confondre les mots
facette et *apophyse*. En effet, les apophyses articulaires inférieures
n'existent pas, ce sont des facettes creusées sur la face antérieure
des lames, tandis que les apophyses supérieures sont très-marquées.
Celles-ci sont minces, tranchantes, aiguës. Leur face articulaire
regarde en arrière et un peu en dehors. La lame est épaisse. Elle
représente un carré osseux dont le diamètre vertical et le diamètre
transversal sont égaux.

Région lombaire. — Le corps est très-volumineux. Le diamètre transversal est un peu plus long que l'antéro-postérieur. Les
faces supérieure et inférieure sont concaves. Le trou a la forme d'un
triangle équilatéral. L'apophyse épineuse est grosse, horizontale,
quadrilatère, munie à son sommet d'un tubercule volumineux. Le
pédicule est plus rapproché de la face supérieure du corps. Les
échancrures supérieures sont trois fois plus petites que les inférieures.

Les apophyses transverses sont minces, transversales, effilées.
Les apophyses articulaires supérieures sont séparées l'une de l'autre
par une distance plus considérable que celle qui sépare les deux
inférieures. Elles forment une sorte de gouttière dont la concavité
regarde en arrière et en dedans, gouttière dans laquelle viennent se
placer les apophyses articulaires inférieures qui sont convexes en
sens inverse, c'est-à-dire en avant et en dehors. Les apophyses
articulaires supérieures présentent sur leur bord postérieur un tubercule osseux nommé *tubercule apophysaire*.

§ 3. — Caractères particuliers de quelques vertèbres.

Les caractères appartenant aux vertèbres des diverses régions
se rencontrent dans les os du milieu de la région d'une manière
tranchée ; mais aux extrémités de chaque région, les vertèbres présentent une physionomie intermédiaire pour ainsi dire à celle des
deux régions voisines. C'est ainsi que la douzième dorsale présente
des caractères des vertèbres dorsales et des vertèbres lombaires.

Les première, deuxième et septième cervicales, les première,
dixième, onzième et douzième dorsales, et la cinquième lombaire,
telles sont les vertèbres qui offrent des caractères propres à les faire
reconnaître au milieu de toutes les autres.

1° Atlas ou première vertèbre cervicale.— Le *corps* de cette
vertèbre est remplacé par un arc osseux, *arc antérieur de l'atlas*,
qui présente en avant un tubercule pour l'insertion de ligaments, et

en arrière une facette articulaire pour l'apophyse odontoïde de l'axis ; ses bords supérieur et inférieur donnent insertion à des ligaments. Le *trou* est vaste ; il loge dans sa partie antérieure l'apophyse odontoïde, et dans sa partie postérieure la moelle épinière. L'*apophyse épineuse* est remplacée par un tubercule rugueux, situé au milieu de l'arc postérieur.

De chaque côté de cet os, il existe deux masses osseuses volumineuses, *masses latérales de l'atlas*. Situées aux extrémités de l'arc antérieur, ces masses présentent sur leur face interne des rugosités destinées à l'insertion du ligament transverse. Sur leur face externe se trouve l'apophyse transverse, volumineuse, triangulaire, dont le sommet très-gros et non bifurqué, donne insertion à des muscles. Elle est traversée à sa base, comme les autres, par l'artère vertébrale. Sur leur face supérieure, on trouve la cavité glénoïde oblique en bas et en avant, regardant en haut et en dedans, s'articulant avec les condyles de l'occipital. La facette articulaire inférieure est placée sur la face opposée ; elle est plane ou un peu concave, large, et regarde en dedans et en bas. De la direction des deux facettes articulaires du même côté, il résulte que les masses latérales de l'atlas présentent beaucoup plus d'épaisseur du côté de la face externe. Immédiatement en arrière des masses latérales, on trouve les deux échancrures. La supérieure, très-profonde, convertie souvent en trou par une languette osseuse, forme une gouttière horizontale qui contourne la masse latérale pour se confondre avec le trou de l'apophyse transverse. L'artère vertébrale passe dans cette gouttière. L'échancrure inférieure est profonde aussi ; le pédicule qui les sépare est mince et aplati ; les lames, irrégulièrement cylindriques, se réunissent pour former l'*arc postérieur de l'atlas*, beaucoup plus grand que l'arc antérieur.

2° Axis ou deuxième vertèbre cervicale. — Le *corps* de cette vertèbre est petit ; il est surmonté d'une saillie, *apophyse odontoïde*, qui présente une partie rétrécie ou col, une portion plus volumineuse ou tête ; la tête présente en avant une facette articulaire pour s'articuler avec l'arc antérieur de l'atlas ; en arrière une facette striée transversalement sur laquelle glisse le ligament transverse ; un sommet sur lequel s'insèrent les ligaments occipito-odontoïdiens. La *face inférieure* du corps est oblique en bas et en avant, concave dans le même sens, convexe transversalement pour former avec la troisième vertèbre cervicale une articulation par emboîtement réciproque ; elle se termine en avant par un tubercule qui descend devant la vertèbre située au-dessous. La *face antérieure* est pourvue d'une crête médiane et verticale, bifurquée en bas et séparant deux dépressions ; la *face postérieure* présente des trous nombreux pour le passage des veines. Le trou de l'axis a la forme d'un cœur de carte à jouer dont le sommet est dirigé en arrière; il est moins large que celui de l'atlas et plus que celui des autres vertèbres cervicales. L'*apophyse épineuse* est très-développée, et présente les mêmes caractères que les autres vertèbres cervicales, c'est-à-dire qu'elle est courte, presque horizontale, bifurquée au sommet, creusée d'une gouttière à la face inférieure. Sur les côtés du corps de l'axis, on trouve l'*apophyse transverse*, petite, triangulaire, percée d'un trou à la base, et présentant à son sommet un seul tubercule. Cette apophyse sépare les deux facettes articulaires du même côté. La facette supérieure, large, aplatie, regarde en haut et en dehors; elle est très-rapprochée de l'apophyse odontoïde et s'articule avec la facette articulaire inférieure de l'atlas. La facette articulaire inférieure est conformée selon le type de celles des autres vertèbres cervicales; elle a la même étendue et la même direction que celles-ci; elle est séparée de la facette supérieure par l'apophyse transverse. L'échancrure supérieure est à peine marquée; l'inférieure a une profondeur égale à celle des autres vertèbres cervicales. Le pédicule est gros et à peine distinct des lames qui sont conformées comme celles des autres vertèbres cervicales.

3° Septième vertèbre cervicale ou **proéminente**. — Elle se distingue : 1° par son apophyse épineuse très-longue, et qui lui a fait donner son nom ; 2° par son apophyse transverse ; le sommet présente à peine une trace de bifurcation, c'est le tubercule postérieur qui est surtout développé ; elle ne présente pas à sa base un grand trou, mais un ou deux petits trous rudimentaires à travers lesquels ne passe jamais l'artère vertébrale.

4° Première vertèbre dorsale. — Cette vertèbre présente un corps dont la physionomie rappelle une vertèbre cervicale. Il est pourvu de chaque côté de la face supérieure d'un petit crochet, mais il se distingue des vertèbres cervicales, de même que des vertèbres dorsales, par la présence d'une facette articulaire complète sur les côtés du corps pour l'articulation de la première côte, et d'une petite portion de facette articulaire placée au-dessous de la précédente pour la seconde côte.

5° Dixième vertèbre dorsale. — Cette vertèbre se distingue des autres par la présence d'une seule demi-facette articulaire sur ses côtés ; elle est située à la partie supérieure du corps et s'articule avec la dixième côte. La facette inférieure manque, puisque la onzième côte ne s'articule qu'avec la onzième vertèbre.

6° Onzième et douzième vertèbres dorsales. — Elles res-

5.

semblent par leur aspect extérieur à des vertèbres lombaires. Leurs caractères distinctifs consistent : 1° dans la présence d'une seule facette articulaire assez large sur les côtés du corps pour l'articulation des onzième et douzième côtes ; 2° dans l'absence de facette articulaire aux apophyses transverses, qui sont rudimentaires.

Il existe un caractère très-marqué qui permet de distinguer ces deux vertèbres l'une de l'autre : c'est que les apophyses articulaires inférieures de la douzième, identiques avec celles des vertèbres lombaires, sont très-rapprochées l'une de l'autre, et présentent leur convexité en avant et en dehors.

7. Cinquième vertèbre lombaire. — Elle se distingue des autres : 1° par son corps beaucoup plus épais en avant, car sa face inférieure est coupée obliquement de haut en bas et d'arrière en avant pour l'articulation du sacrum ; 2° par ses apophyses articulaires inférieures, qui sont le plus souvent séparées l'une de l'autre par un espace plus considérable que celui qui sépare les supérieures ; de plus, les facettes articulaires de ces apophyses sont planes et regardent en avant et un peu en dehors.

Sacrum.

Position. — Placez le sommet en bas, la face concave en avant.

Os impair, médian, symétrique, formé par la réunion de cinq fausses vertèbres, articulé avec la cinquième vertèbre lombaire en haut, le coccyx en bas, les os coxaux sur les côtés, affectant la forme d'une pyramide quadrangulaire à base supérieure, situé à la partie postérieure du bassin. Il présente à étudier quatre faces, une base et un sommet.

Face antérieure. — Un peu plus concave chez la femme que chez l'homme, cette face présente sur la ligne médiane quatre lignes transversales, indice de la réunion des vertèbres sacrées ; elles séparent des facettes planes correspondant au corps de ces vertèbres. De chaque côté quatre trous, *trous sacrés antérieurs*, très-larges, qui donnent passage aux branches antérieures des quatre premiers nerfs sacrés. Ces trous sont continués en dehors par des gouttières lisses qui logent les nerfs. Entre ces gouttières, on remarque des surfaces qui donnent insertion aux digitations du muscle pyramidal. Cette face est en rapport avec le rectum et l'artère sacrée moyenne sur la ligne médiane, avec le plexus sacré sur les parties latérales.

Face postérieure. — Convexe, cette face présente toutes les parties que l'on trouve sur une vertèbre vue par derrière, mais modifiées par la soudure des cinq pièces qui constituent le sacrum. Sur la ligne médiane, on trouve la *crête sacrée* formée par la réunion des apophyses épineuses ; de chaque côté de la ligne médiane, les *gouttières sacrées* formées par la réunion des lames ; plus en dehors, une série de tubercules quelquefois peu marqués, formés par les apophyses articulaires ; immédiatement en dehors de ces tubercules, quatre trous, *trous sacrés postérieurs*, plus petits que les antérieurs, qui donnent passage aux branches postérieures des quatre premiers nerfs sacrés ; enfin, en dehors de ces trous, une série de tubercules, plus marqués que les précédents, et formés par les apophyses transverses.

Faces latérales. — Triangulaires, larges en haut, amincies en bas, ces faces présentent : 1° en avant et en haut une facette articulaire rugueuse, *facette auriculaire*, inclinée obliquement de haut en bas, de dehors en dedans, inclinée encore d'avant en arrière, de dehors en dedans, pour se placer entre les deux os coxaux comme un double coin vertical et antéro-postérieur ; 2° en arrière, des inégalités très-prononcées pour l'insertion du ligament sacro-iliaque postérieur ; 3° en bas, un bord qui résulte de l'amincissement de cette face et qui donne insertion dans toute son étendue au grand ligament sacro-sciatique.

Base. — On y trouve les mêmes détails qu'à la face supérieure d'une vertèbre. Sur la ligne médiane : 1° la face articulaire supérieure du corps de la première vertèbre sacrée ; 2° le trou de la même vertèbre ou orifice supérieur du canal sacré ; 3° le commencement de la crête sacrée ; de chaque côté : 4° l'échancrure supérieure de la première vertèbre sacrée qui concourt à la formation du vingt-cinquième trou de conjugaison ; 5° l'apophyse articulaire supérieure, large, plane, regardant en arrière et en dedans pour s'articuler avec la dernière vertèbre lombaire ; 6° en dehors, une surface triangulaire lisse, *aileron du sacrum*, qui fait partie du grand bassin et qui est séparée de la face antérieure par une ligne faisant partie du détroit supérieur du bassin. En se réunissant à la cinquième lombaire, le sacrum forme l'*angle sacro-vertébral* ou *promontoire des accoucheurs.*

Sommet. — Il présente : 1° une facette articulaire transversale, ovalaire, articulée avec le coccyx ; 2° en arrière de cette facette, de chaque côté de la ligne médiane, deux tubercules, *cornes du sacrum*, s'articulant avec les cornes du coccyx et formant avec elles un dernier trou qui laisse passer les deux derniers nerfs sacrés ; 3° en arrière de la facette articulaire, sur la ligne médiane, l'orifice inférieur du canal sacré, en forme de gouttière. A l'état frais, la *membrane sacro coccygienne*, étendue du sacrum au coccyx, ferme cette gouttière. Dans certains cas, on voit la première pièce du coccyx réunie au sacrum qui présente alors cinq trous sacrés de chaque côté et un sommet différent.

Le sacrum est parcouru de la base au sommet par le *canal sacré*. triangulaire en haut, aplati d'avant en arrière en bas, communiquant avec tous les trous sacrés antérieurs et postérieurs, et logeant la terminaison de la queue de cheval. Il prolonge le canal rachidien dont chaque trou de conjugaison est représenté par deux trous sacrés, antérieur et postérieur.

Coccyx.

Position. — Placez en bas le sommet, en avant et en haut la face lisse, un peu concave.

Petit os impair, médian, symétrique, formé de quatre fausses vertèbres rudimentaires, le plus souvent soudées entre elles, articulé avec le sacrum, dont il continue la direction, très-mobile en arrière pour augmenter le diamètre antéro-postérieur du détroit inférieur du bassin. Il présente deux faces, deux bords, une base et un sommet.

Face antérieure. — Légèrement concave, elle offre comme le sacrum des lignes transversales qui séparent les fausses vertèbres. Elle est en rapport avec le rectum.

Face postérieure. — Convexe, rugueuse, irrégulière, elle est recouverte par la peau et par quelques insertions du muscle grand fessier.

Bords. — Rugueux, ils donnent insertion au grand ligament sacro-sciatique et au muscle ischio-coccygien.

Base. — Comme sur le sommet du sacrum, on y trouve une facette articulaire pour le sacrum et deux saillies en arrière, *cornes du coccyx*, qui s'articulent avec les cornes du sacrum.

Sommet. — Il est formé par un tubercule osseux souvent dévié en arrière, sur les côtés et surtout en avant où il peut devenir un obstacle à l'accouchement. Il donne insertion à une bandelette fibreuse qui s'étend jusqu'à l'anus. Le muscle sphincter externe de l'anus s'insère sur cette bandelette et sur le sommet de l'os.

§ 4. — Développement des vertèbres.

Les vertèbres se développent chacune par huit points osseux : trois primitifs, un pour le corps, deux pour les parties latérales, et cinq complémentaires, un pour le sommet de chaque apophyse transverse, un pour le sommet de l'apophyse épineuse, un pour la face supérieure du corps et un pour la face inférieure.

Les points primitifs apparaissent dans le cours du deuxième mois de la vie intra-utérine, les autres de quinze à dix-huit ans. La soudure complète de ces os a lieu de vingt-cinq à trente ans.

L'atlas se développe seulement par quatre points, deux pour l'arc antérieur, deux pour l'arc postérieur.

L'axis se développe par six points, deux pour les lames, deux pour le corps, deux pour l'apophyse odontoïde.

Septième vertèbre cervicale. — Huit points comme dans les autres vertèbres. Il existe de plus un point pour la partie antérieure de l'apophyse transverse, qui reste quelquefois séparée et qui produit alors une côte surnuméraire.

Sacrum. — Le sacrum présente trente-trois points osseux : vingt et un points primitifs, cinq pour chacune des trois premières vertèbres sacrées, trois pour les deux autres ; douze complémentaires dont deux forment une lame osseuse qui supporte la facette auriculaire du sacrum, tandis que les dix autres forment les lames osseuses des faces inférieure et supérieure du corps des vertèbres sacrées.

Coccyx. — Le coccyx se développe par quatre points d'ossification, un pour chaque pièce.

ARTICLE III.

THORAX.

On donne ce nom aux parois osseuses de la grande cavité qui renferme les poumons et le cœur. Le thorax est formé par les vertèbres dorsales en arrière, le sternum en avant et les côtes sur les côtés.

§ 1. — Côtes.

Position. — Placez en arrière l'extrémité irrégulière, en dedans et en bas la gouttière qui est creusée sur la face concave.

Os plats pour la structure, longs pour la conformation extérieure , les os constituent des arcs osseux, flexibles, élastiques, qui en se réunissant au sternum et à la colonne vertébrale, constituent le thorax. On les désigne sous le nom de première, deuxième, troisième, etc., en comptant de haut en bas.

Au nombre de douze, les côtes se divisent en *vraies côtes*, au nombre de sept, et en *fausses côtes* au nombre de cinq. Les premières sont encore appelées *sternales*, parce qu'elles s'articulent au moyen d'un cartilage avec le sternum, les autres, qui ne s'articulent pas avec cet os, s'appellent *asternales*. Les deux dernières côtes sont appelées *côtes flottantes* parce que le cartilage qui les termine en avant se perd dans les parois de l'abdomen.

I. — Caractères généraux des côtes.

Les côtes s'articulent en arrière avec la colonne vertébrale, en avant elles donnent insertion au cartilage costal. Elles sont dirigées obliquement de haut en bas, d'arrière en avant, obliquité beaucoup plus marquée pour les côtes inférieures. Aplatis latéralement, courbés sur leur face, ces os présentent encore une courbure de torsion suivant les bords, courbure telle, que la côte ne touche que par deux points le plan horizontal sur lequel on la pose. Plus minces et plus fragiles chez le vieillard, les côtes sont plus longues vers le milieu de la région. Ex. : septième ; plus courte, au contraire, aux extrémités de la région, ex. : première et douzième.

Les côtes présentent à étudier un corps et deux extrémités.

Le *corps* présente deux faces et deux bords.

Face externe. — Convexe, elle est pourvue vers le quart postérieur d'une saillie rugueuse, *angle de la côte* correspondant à un point plus prononcé de la courbe que décrit cet os. Cet angle, à mesure qu'on se rapproche de la première côte, est moins éloigné de l'extrémité postérieure.

Vers la partie antérieure de cette face il existe une saillie analogue, mais moins marquée, *angle antérieur* de la côte. Divers muscles s'insèrent sur cette face.

Face interne. — Concave, lisse, elle est recouverte par la plèvre.

Bord supérieur. — Mousse, il donne insertion aux deux muscles intercostaux.

Bord inférieur. — Semblable au précédent dans ses trois quarts antérieurs, il est pourvu d'une gouttière en arrière, *gouttière costale*. Cette gouttière, creusée en partie sur le bord inférieur et en partie sur la face interne de la côte, loge l'artère et la veine intercostales, et le nerf intercostal. Elle donne insertion par sa lèvre externe au muscle intercostal externe, et par sa lèvre interne au muscle intercostal interne.

Extrémité antérieure. — Un peu renflée, elle présente une surface concave, rugueuse, non revêtue de cartilage pour donner insertion au cartilage costal.

Extrémité postérieure. — Elle présente à l'extrémité même une *tête*, en dehors une portion rétrécie ou *col*, plus au dehors une saillie ou *tubérosité.*

La *tête* présente deux facettes articulaires qui s'articulent avec le corps de deux vertèbres voisines et qui se portent obliquement l'une vers l'autre pour former un sommet qui donne insertion au disque fibreux intervertébral.

Le *col*, placé au-devant de l'apophyse transverse de la vertèbre qui est au-dessus, donne insertion à un ligament. Il est pourvu en haut d'une crête longitudinale, qui donne insertion au muscle sur-costal correspondant.

La *tubérosité* n'est marquée que sur la face externe de l'os. Elle présente en arrière et en haut une surface articulaire pour l'apophyse transverse de la vertèbre correspondante.

Les côtes ont la structure des os plats. Revêtues d'une lamelle de tissu compacte, elles sont formées au centre de tissu spongieux et n'ont pas de canal médullaire.

Les canalicules osseux dirigés dans le sens de la longueur de la côte sont d'une égale grosseur, ce qui explique, selon M. Malgaigne, les dentelures fréquentes des fragments dans les fractures, car ces canaux se rompent à différentes hauteurs.

Développement. — Les côtes se développent par trois points osseux : un primitif, qui apparaît dans le corps du quarantième au cinquantième jour de la vie intra-utérine; deux épiphysaires pour la tête et la tubérosité. Ils se montrent de seize à dix-huit ans. La soudure de ces trois points a lieu avant l'âge de vingt-cinq ans.

II. — Caractères particuliers des côtes.

Comme dans l'étude des vertèbres, nous remarquons ici que les côtes des extrémités de la région ont des caractères particuliers qui permettent de les distinguer des autres; ce sont la première, la deuxième, la onzième et la douzième.

Première côte. — Elle se distingue des autres : 1° par le corps, et 2° par les extrémités.

Corps. — Court, aplati de haut en bas et non sur les côtés, il présente une face supérieure et une face inférieure, courbé sur ses bords; il a un bord interne et un bord externe. Il est horizontal, dépourvu de gouttière costale et d'angle postérieur. Il présente à la partie moyenne de sa face supérieure le *tubercule de Lisfranc*, qui donne insertion au muscle scalène antérieur. Ce tubercule sépare deux gouttières transversales : l'une antérieure, pour le passage de la veine sous-clavière; l'autre postérieure, pour le passage de l'artère sous-clavière.

Extrémités. — L'antérieure, très-volumineuse, est pourvue à sa partie supérieure d'une facette articulaire pour la clavicule et de rugosités pour l'insertion du ligament costo-claviculaire. A l'extrémité postérieure, on trouve une tête arrondie, pourvue d'une seule facette articulaire qui s'articule avec la première vertèbre dorsale seulement. Le col est mince, la tubérosité très-saillante est confondue avec l'angle de la côte.

Deuxième côte. — Plus longue que la précédente, mais plus courte que la troisième, elle est dépourvue de gouttière costale. Elle ne présente pas de torsion sur ses bords. La face externe regarde en haut et en dehors, sa face interne en bas et en avant. Sur la moitié postérieure de sa face externe, il existe une empreinte rugueuse pour le muscle scalène postérieur. L'angle postérieur est très-rapproché de la tubérosité ; sa tête est pourvue de deux facettes articulaires, dont la supérieure est beaucoup plus petite que l'autre.

Onzième et douzième côtes. — Courtes, la douzième est plus courte que la onzième. A peine courbées, elles sont dépourvues de gouttière costale et de tubérosité. L'extrémité antérieure est mince et pointue, la postérieure est pourvue d'une seule facette convexe, pour s'articuler avec une seule vertèbre. Ces deux côtes ne se développent que par un seul point osseux.

§ 2. — Sternum.

Position. — Placez la grosse extrémité en haut, la face convexe en avant.

Os impair, médian, symétrique, situé à la partie supérieure, antérieure et médiane du thorax, dirigé obliquement de haut en bas, d'arrière en avant. Il présente une forme irrégulière, que les anciens anatomistes comparaient à celle de l'épée des gladiateurs. L'os est, en effet, composé de trois parties qui permettent à la rigueur cette comparaison. La première, ou portion supérieure de l'os, était appelée *manubrium* ou poignée ; la deuxième, ou portion moyenne, ou corps, représentait la lame, *mucro*, et l'extrémité inférieur, ou troisième portion, était appelée *processus ensiformis* ou pointe.

L'épaisseur de cet os diminue de haut en bas. De 12 millimètres à la partie supérieure, 6 à 8 millimètres à la partie moyenne, il présente 2 millimètres seulement à l'appendice xiphoïde.

Articulé avec les deux clavicules et les sept premiers cartilages costaux, le sternum a la structure des os plats ; mais sa substance spongieuse est formée de minces cloisons qui limitent des aréoles très-larges et remplies d'un suc médullaire liquide et rouge.

Cet os présente à étudier deux faces, deux bords, deux extrémités.

Face antérieure. — Convexe, plus large en haut, elle présente six ou sept lignes transversales rugueuses, qui séparent les diverses pièces osseuses qui constituent les trois portions du sternum. Ces lignes, plus rapprochées en bas qu'en haut, représentent les vestiges de la soudure des diverses pièces osseuses. La première, très-saillante, forme chez certains sujets une saillie qui a été prise quelquefois pour une tumeur. Il n'y a pas là, comme on pourrait le croire, une soudure osseuse, mais bien une articulation qui n'est envahie par l'ossification que dans la vieillesse. En 1842, dans un mémoire présenté à l'Académie de médecine, M. Maisonneuve a étudié cette articulation et ses luxations.

Entre les lignes rugueuses on trouve des surfaces planes formées par les diverses pièces de l'ossification. Trois muscles s'insèrent sur cette face : dans toute son étendue, le muscle grand pectoral ; à sa partie supérieure, sur la première portion du sternum, le muscle sterno-cléido-mastoïdien ; à la partie inférieure, sur les côtés, le muscle droit de l'abdomen. On trouve quelquefois, sur cette face, un trou, *trou sternal*, qui fait communiquer le tissu cellulaire sous-cutané avec le tissu cellulaire du médiastin.

Face postérieure. — Concave, elle présente les mêmes surfaces planes et les mêmes lignes transversales que la face antérieure, seulement les lignes sont moins accusées. Trois muscles s'y insèrent : à la partie supérieure, près de la ligne médiane, le muscle sterno-thyroïdien ; en dehors de celui-ci, le muscle sterno-cléido-hyoïdien ; sur les côtés de la deuxième portion de l'os, le muscle triangulaire du sternum.

Cette face est en rapport avec le cœur, dont elle est séparée par le péricarde. Chez le fœtus, elle est en rapport aussi avec le thymus. A sa partie supérieure, elle est en rapport avec les gros vaisseaux veineux et artériels du thorax.

Bords. — Sinueux, contournés en S italique, concaves à la partie supérieure, convexes à la partie inférieure, ces bords présentent treize échancrures, dont six, plus étendues et moins profondes, font partie des espaces intercostaux, tandis que les sept autres, moins étendues et plus profondes, articulaires, reçoivent les cartilages costaux. Ces dernières échancrures articulaires alternent avec les autres, correspondent toujours, excepté pour la première, à la ligne de réunion de deux pièces d'ossification du sternum, et sont comme ces lignes plus rapprochées à la partie inférieure.

Extrémité supérieure ou base. — C'est la partie la plus épaisse de l'os ; elle concourt à former l'orifice supérieur du thorax. Séparée de la colonne vertébrale par un intervalle de 6 centimètres,

, dans lequel se trouvent la trachée, l'œsophage et de nombreux vaisseaux, elle présente sur la ligne médiane une échancrure, *fourchette sternale*, et de chaque côté de la fourchette une surface articulaire, oblongue, à grand diamètre transversal, concave dans le même sens, convexe d'avant en arrière et destinée à s'articuler avec la clavicule. Elle ne donne insertion à aucun muscle et l'aponévrose omo-claviculaire s'y insère.

Extrémité inférieure ou **sommet**. — Cette extrémité ou appendice xiphoïde est cartilagineuse et ne commence à s'ossifier que chez le vieillard, et quelquefois même dans la plus extrême vieillesse on n'y trouve aucune trace d'ossification.

Cette extrémité est quelquefois déviée en avant, en arrière ou sur les côtés. Elle donne attache à la ligne blanche, et par sa face postérieure à quelques fibres de diaphragme. Elle est souvent percée d'un trou.

Développement. — Le sternum ne s'ossifie qu'à partir du sixième mois de la vie intra-utérine. On trouve un ou deux points osseux pour la poignée. Le corps de l'os, composé d'autant de pièces séparées qu'il y a d'espaces intercostaux, présente un ou deux points pour chacune de ces pièces. Si ces pièces sont formées de deux points osseux, ceux-ci se réunissent entre eux avant de se réunir à ceux qui sont au-dessus et au-dessous. Il existe un point seulement pour l'appendice xiphoïde. Les trois portions du sternum se soudent entre elles à un âge avancé   L'appendice xiphoïde se soude au corps de l'os vers quarante-cinq à cinquante ans. Le corps se réunit rarement à la poignée; il se forme là une articulation qui est quelquefois masquée par une mince lamelle osseuse.

ARTICLE IV.

MEMBRES SUPÉRIEURS.

Ils se divisent en quatre segments ; l'*épaule*, le *bras*, l'*avant-bras* et la *main*.

I. — CLAVICULE.

Position. — Placez la grosse extrémité en dedans, la face qui présente une gouttière en bas, le bord le plus convexe en avant.

Os pair, long, non symétrique, situé à la partie supérieure et latérale du thorax. Il présente à étudier, deux faces, deux bords, deux extrémités.

Face supérieure. — Elle est lisse, convexe, recouverte par le peaucier et la peau. A son tiers interne s'insère le muscle sterno-cléido-mastoïdien.

Face inférieure. — Elle présente une gouttière transversale, *gouttière sous-clavière*, où s'insère le muscle sous-clavier.

Bord antérieur. — Large et convexe dans les deux tiers internes où s'insère le muscle grand pectoral, il est mince et concave dans le tiers externe où s'insère le deltoïde.

Bord postérieur. — Large et concave dans les deux tiers internes, il est mince et convexe dans le tiers externe. Au niveau de sa portion concave, il est en rapport avec les vaisseaux sous-claviers ; sa portion convexe donne insertion au muscle trapèze.

Extrémité interne. — Volumineuse, à peu près quadrangulaire, elle présente une surface articulaire plane, large, qui s'articule avec le sternum. En haut et en avant, on trouve des rugosités pour des insertions musculaires ; en bas, des rugosités pour l'insertion du ligament costo-claviculaire, et une facette articulaire qui s'articule avec l'extrémité antérieure de la première côte ; en arrière, l'insertion du muscle sterno-cléido-hyoïdien.

Extrémité externe. — Aplatie de haut en bas, elle est terminée par une facette articulaire ovale, à grand diamètre antéro-postérieur, regardant en dehors et un peu en bas ; elle s'articule avec l'acromion. Au-dessous de cette extrémité, on trouve des rugosités pour l'insertion des ligaments coraco-claviculaires.

La clavicule et le maxillaire inférieur sont les os qui s'ossifient les premiers. Un point *osseux primitif* se montre au milieu de son corps le trente-cinquième jour. A dix-huit ans se développe à l'extrémité interne un petit point osseux complémentaire qui forme une partie de la surface articulaire et qui se soude au corps de l'os avant vingt-cinq ans.

On trouve quelquefois dans cet os un canal médullaire.

Insertions, 6 muscles.

Face supérieure, 1 . . . —Tiers interne, muscle sterno-cléido-mastoïdien.
Face inférieure, 1 . . . —Dans la gouttière, muscle sous-clavier.
Bord antérieur, 2 . . . . —Deux tiers internes, grand pectoral ; un tiers externe, deltoïde.
Bord postérieur, 3 . . . —Extrémité interne sterno cléido-hyoïdien ; un tiers externe, trapèze.
Extrémité externe, 2 . —En avant, deltoïde ; en arrière, trapèze.
Extrémité interne, 3 . —Au-dessus, sterno-cléido-mastoïdien ; en avant, grand pectoral ; en arrière, sterno-cléido-hyoïdien.

II. — Omoplate ou scapulum.

Position. — Placez la face munie d'une grande apophyse en arrière, le sommet de cette apophyse en haut et en dehors.

Os plat, pair, triangulaire, situé à la partie supérieure, postérieure et latérale du thorax, articulé avec l'extrémité externe de la clavicule et avec l'humérus, et enfoui au milieu des masses musculaires de l'épaule et du dos. Cet os et la clavicule forment l'épaule.

Il présente à étudier deux faces, trois bords, trois angles.

Face antérieure. — Concave, ou fosse sous-scapulaire, elle présente des crêtes obliques en haut et en dehors pour l'insertion du muscle sous-scapulaire. Cette face se termine en haut et en bas par une surface triangulaire sur laquelle s'insère le grand dentelé.

Face postérieure. — On y trouve, à l'union du quart supérieur et des trois quarts inférieurs une grande apophyse, *épine de l'omoplate*, triangulaire, confondue avec l'omoplate par son bord antérieur. Son bord postérieur, confondu en dedans avec le bord interne de l'omoplate, se termine en dehors, en formant avec le bord externe de l'épine une saillie, *acromion*. Ce bord, qu'on appelle *crête*, est très-épais. La lèvre supérieure donne insertion au trapèze, l'inférieure au muscle deltoïde. Le bord externe de l'épine est concave, lisse. L'acromion, qui fait suite à ces deux bords, est une apophyse dirigée en avant, en haut et en dehors. La base ou pédicule semble tordu ; son sommet donne insertion au ligament acromio-coracoïdien ; sa face supérieure est séparée de la peau par une bourse séreuse ; sa face inférieure, lisse, est en rapport avec la tête de l'humérus. Les bords se continuent avec les deux lèvres du bord postérieur de l'épine de l'omoplate, l'externe est convexe, l'interne concave. Celle-ci présente à sa partie antérieure une facette ovale à grand diamètre antéro-postérieur, qui regarde en haut et en dedans pour s'articuler avec la clavicule. Au-dessus de l'épine, la dépression que l'on rencontre s'appelle *fosse sus-épineuse* et donne attache au muscle sus-épineux ; la dépression qui est au-dessous s'appelle *fosse sous-épineuse* et donne attache au muscle sous-épineux. Elle est plus étendue que la première ; elle est bordée à sa partie externe et inférieure, le long du bord externe de l'omoplate, par une surface rugueuse, allongée, divisée en deux parties par une crête oblique en haut et en dehors. A la partie supérieure s'insère le muscle petit rond, à la partie inférieure le muscle grand rond.

Bord interne ou spinal. — Le plus long des bords ; il est mince et présente à l'union de son quart supérieur avec les trois quarts inférieurs un angle qui correspond à l'origine de l'épine de l'omoplate. Au-dessus de l'angle s'insère le muscle angulaire de l'omoplate ; le rhomboïde s'insère au-dessous.

Bord supérieur ou **cervical**. — Le plus mince et le plus court, il présente à sa partie externe l'échancrure coracoïdienne, convertie en trou par un ligament. Le nerf sus-scapulaire passe dans le trou sous le ligament, tandis que les vaisseaux sus-scapulaires passent par-dessus. Le muscle omoplato-hyoïdien s'insère en dedans de l'échancrure.

Bord externe ou **axillaire**. — Très-épais, surtout à la partie supérieure, il présente au-dessous de la cavité glénoïde une surface rugueuse triangulaire pour la longue portion du triceps.

Angle supérieur. — Il est presque droit et donne attache au muscle angulaire de l'omoplate.

Angle inférieur. — Il est pointu.

Angle externe. — Très-volumineux, il présente : 1° la *cavité glénoïde*, articulaire, peu profonde, ovale, plus large en bas qu'en haut, s'articulant avec l'humérus ; à l'état frais, le bourrelet glénoïdien la borde ; on appelle col de l'omoplate, la portion rétrécie qui supporte la cavité glénoïde ; la longue portion du biceps s'insère à la partie supérieure de la cavité glénoïde de l'omoplate et se confond avec le bourrelet glénoïdien ; 2° l'*apophyse coracoïde* qui constitue avec l'acromion une voûte osseuse à l'articulation scapulo-humérale. Cette apophyse est dirigée en avant, en haut et en dehors. Sa base est comprise entre la cavité glénoïde et l'échancrure coracoïdienne. Son sommet donne insertion au muscle coraco-brachial et à la courte portion du biceps réunis ; son bord antérieur au muscle petit pectoral ; son bord postérieur au ligament acromio-coracoïdien ; sa face supérieure, convexe et rugueuse, aux ligaments coraco-claviculaires ; sa face inférieure, concave et lisse, est en rapport avec la tête de l'humérus.

Cet os se développe par six points d'ossification : un primitif pour le corps, cinq complémentaires ; un pour l'apophyse coracoïde, un pour le bord interne, un pour l'angle inférieur, deux pour l'acromion.

Insertions, 18 muscles.

Face antérieure, 2. — Sous-scapulaire dans la fosse ; grand dentelé en haut et en bas.

Face postérieure, 6.— Deux sur l'épine : trapèze à la lèvre supérieure du bord postérieur et au bord interne de l'acromion, deltoïde à la lèvre inférieure et au bord externe de l'acromion ; sus-épineux dans la fosse sus-épineuse, sous-épineux dans la fosse sous-épineuse, petit rond et grand rond en dehors.

Bord interne, 2 . . — Angulaire de l'omoplate dans le quart supérieur, rhomboïde dans les trois quarts inférieurs.

Bord supérieur, 1 . — Omoplato-hyoïdien, en dedans de l'échancrure coracoïdienne.

Bord externe, 1 . . — Longue portion du triceps, sous la cavité glénoïde.

Angle supérieur, 1. — L'angulaire de l'omoplate se continue sur cet angle.

Angle inférieur, 1 . — Quelquefois un faisceau musculaire du grand dorsal.

Angle externe, 4 . . — Longue portion du biceps, au-dessus de la cavité glénoïde, petit pectoral au bord antérieur de l'apophyse coracoïde, coraco-brachial et courte portion du biceps au sommet.

III. — Humérus.

Position. — Placez la grosse extrémité en haut, la gouttière verticale qu'elle présente en avant, la surface articulaire en dedans.

Os pair, long, non symétrique, articulé avec l'omoplate, le radius et le cubitus, appelé aussi *os du bras*, et dirigé un peu obliquement de dehors en dedans et de haut en bas. Il présente un *corps* et *deux extrémités.*

Le *corps* est cylindrique en haut, parce que les bords y sont à peine marqués, prismatique et triangulaire au contraire en bas. Il est tordu sur son axe, et de cette torsion résulte une gouttière oblique de haut en bas, de dedans en dehors, qui contourne la face postérieure et la face externe; c'est la *gouttière de torsion* dans laquelle sont logés le nerf radial et l'artère humérale profonde.

Le corps présente trois faces et trois bords qui portent le même nom que les faces et les bords du tibia et du péroné.

Face postérieure. — Large en bas, elle est croisée obliquement par la gouttière de torsion. La courte portion du triceps s'insère au-dessous de la gouttière, tandis que la moyenne s'insère au-dessus.

Face interne. — Elle est plus étroite en bas qu'en haut. Au milieu, on voit des rugosités pour le muscle coraco-brachial.

Face externe. — Elle devient antérieure en bas ; on y trouve au-dessus de la partie moyenne des rugosités qui constituent l'*empreinte deltoïdienne* pour l'insertion du muscle deltoïde. Cette empreinte est triangulaire, à sommet inférieur ; elle est embrassée par une autre empreinte située un peu plus bas, et qui donne attache au muscle brachial antérieur.

Bord antérieur. — Il commence en haut à la grosse tubérosité, forme dans son trajet la lèvre antérieure de la coulisse bicipitale, et se bifurque en bas pour embrasser la cavité coronoïde. Ce bord, qui est très-marqué dans toute son étendue, présente en dedans, un peu sur la face interne, le *trou nourricier* de l'os, dirigé de haut en bas. (Dans les trois os longs principaux des membres, le trou nourricier principal est situé du côté de la flexion de l'articulation qui réunit ces trois os ; par conséquent, en avant pour l'humérus, le cubitus et le radius qui forment le coude, en arrière pour le fémur, le tibia et le péroné qui forment le genou. Dans ces mêmes os, le trou nourricier est dirigé vers l'articulation du coude pour les os du membre supérieur ; il s'éloigne au contraire de l'articulation du genou pour les os du membre inférieur. De plus, dans tous ces os, excepté pour le péroné, l'extrémité de l'os vers laquelle se dirige le trou nourricier se réunit au corps de l'os la première, quoiqu'elle se soit ossifiée la dernière.)

Bord externe. — Très-marqué en bas, il donne insertion au muscle long supinateur et au muscle premier radial externe ; il se termine en se dirigeant en avant sur l'épicondyle.

Bord interne. — Très-marqué aussi à la partie inférieure, il se termine sur l'épitrochlée, en donnant insertion au muscle rond pronateur.

Extrémité supérieure. — Elle présente : 1° une surface articulaire représentant le tiers d'une sphère, regardant en haut et en dedans, et s'articulant avec la cavité glénoïde de l'omoplate ; 2° une portion rétrécie qui limite cette surface : c'est le *col anatomique*, qui donne insertion à la capsule fibreuse de l'articulation ; 3° au-dessous de la tête un rétrécissement, ou *col chirurgical*, qui se confond en dedans avec le col anatomique, et qui en est séparé en dehors par un espace dans lequel on trouve les deux tubérosités suivantes ; 4° entre les deux cols et en avant, une saillie appelée *trochin* ou *petite tubérosité de l'humérus*, où s'insère le muscle sous-scapulaire ; 5° entre les deux cols, en dehors de la petite tubérosité, une saillie appelée *trochiter*, ou *grosse tubérosité de l'humérus*, qui présente trois facettes : la supérieure pour l'insertion du muscle sus-épineux, la moyenne pour le sous-épineux, et l'inférieure pour le petit rond ; 6° entre ces deux tubérosités, et en avant de l'extrémité supérieure de l'os, une gouttière, *coulisse bicipitale*, qui se prolonge sur le quart supérieur du corps de l'os ; la lèvre interne ou postérieure de cette coulisse commence à la petite tubérosité et se perd insensiblement sur le corps de l'os après 6 à 8 centimètres de trajet ; elle donne attache au muscle grand rond ; la lèvre externe ou antérieure fait partie du bord antérieur de l'os, et donne attache au muscle grand pectoral. Le muscle grand dorsal s'insère au fond de la coulisse.

Extrémité inférieure. — Elle est aplatie d'avant en arrière ;

on y voit en avant une petite cavité, *cavité coronoïde*, qui loge l'apophyse coronoïde du cubitus ; en arrière, une cavité plus grande, *cavité olécranienne*, qui loge l'olécrâne. Cette extrémité présente de dehors en dehors : 1° une apophyse, *épicondyle*, qui donne insertion au ligament latéral externe de l'articulation et à six muscles de l'avant-bras ; 2° une surface articulaire, convexe, regardant en avant et en bas : c'est le *condyle* ou *petite tête de l'humérus*, en rapport avec le radius ; 3° une *poulie, trochlée humérale*, en rapport avec le cubitus ; le bord interne descend plus bas que l'externe ; la gorge est située plus près du bord externe, et dirigée d'arrière en avant et de dehors en dedans ; 4° une apophyse, *épitrochlée*, beaucoup plus saillante que l'épicondyle, située à un centimètre et demi au-dessus du bord interne de la trochlée, et donnant insertion au ligament latéral interne de l'articulation, et à cinq muscles, qui forment les deux premières couches de la région antérieure de l'avant-bras.

Cet os se développe par sept points d'ossification : un pour le corps, deux pour l'extrémité supérieure, et quatre pour l'extrémité inférieure.

INSERTIONS, 24 MUSCLES.

Corps, 4 :

Face postérieure . . — Courte et moyenne portion du triceps.
Face interne . . . . . — Coraco-brachial.
Face externe. . . . . — Deltoïde, brachial antérieur.

Extrémité supérieure, 7 :

Petite tubérosité . . — Sous-scapulaire.
Grosse tubérosité . — Sus-épineux, sous-épineux, petit rond.
Coulisse bicipitale. — Grand pectoral, grand rond, grand dorsal.

Extrémité inférieure, 13 :

Bord externe. . . . — De bas en haut, premier radial, long supinateur.
Bord interne . . . . . — Au-dessus de l'épitrochlée, rond pronateur.
Épicondyle . . . . . . — Second radial externe, court supinateur, anconé, cubital postérieur, extenseur commun des doigts, extenseur propre du petit doigt.
Épitrochlée. . . . . . — Rond pronateur, grand palmaire, petit palmaire, cubital antérieur, fléchisseur commun superficiel des doigts.

IV. — CUBITUS.

Position — Placez la grosse extrémité en haut, la grande surface articulaire qu'on y trouve en avant et la petite facette articulaire latérale en dehors.

Le plus long des os de l'avant-bras ; cet os est solidement articulé en haut avec la trochlée humérale, sur laquelle il ne peut exécuter que des mouvements de flexion et d'extension, en bas avec le pyra-midal, en dehors avec le radius. Situé à la partie interne de l'avant-bras, cet os est dirigé un peu obliquement de haut en bas, de dedans en dehors, de sorte qu'il forme avec l'humérus un angle saillant en dedans. Pour étudier le cubitus, on doit supposer le squelette de-bout, les bras pendants et la paume de la main tournée en avant.

Cet os présente un corps et deux extrémités.

Le *corps*, prismatique et triangulaire dans ses trois quarts supé-rieurs, est cylindrique dans son quart inférieur ; il augmente de vo-lume à mesure qu'on s'approche de son extrémité supérieure. A sa partie inférieure, il est légèrement courbé et concave en dehors ; il présente trois faces et trois bords.

Face antérieure. — Légèrement concave, plus large en haut, elle donne insertion à trois muscles : fléchisseur profond des doigts au milieu, fléchisseur superficiel des doigts en haut, carré prona-teur en bas. On y trouve en haut le *trou nourricier* dirigé de bas en haut.

Face postérieure. — Plus large en haut, elle est divisée en deux parties par une crête verticale, une partie interne sur laquelle s'insèrent de haut en bas les quatre muscles de la couche profonde de la région postérieure de l'avant-bras : long abducteur du pouce, court extenseur du pouce, long extenseur du pouce, extenseur propre de l'index ; une partie externe sur laquelle s'insèrent deux muscles : cubital postérieur, fléchisseur profond des doigts. A la partie supé-rieure de cette face, on trouve une surface triangulaire allongée commençant sur le côté externe de l'olécrâne, et se terminant en pointe en bas : c'est la surface d'insertion du muscle anconé.

Face interne. — Plus large en haut, lisse, séparée de la peau par l'aponévrose antibrachiale et par quelques fibres du fléchisseur profond des doigts, elle ne donne insertion qu'à ce muscle. Cette face est facilement sentie sous la peau.

Bord antérieur. — Il s'étend de l'apophyse coronoïde à l'apo-physe styloïde.

Bord postérieur ou **crête du cubitus.** — Il est situé sous l'aponévrose. Il s'étend de l'olécrâne à l'apophyse styloïde, où il se rapproche insensiblement du bord antérieur en rétrécissant de plus en plus la face interne.

Bord externe. — Concave, il est très-marqué à sa partie moyenne, où il donne insertion au ligament interosseux et s'arron-

6

dit en bas en se rapprochant de la tête du cubitus. Il s'élargit en haut et forme une surface triangulaire rugueuse, située au-dessous de la petite cavité sigmoïde pour l'une des insertions fixes du muscle court supinateur.

Extrémité inférieure. — Petite, elle présente en dedans une saillie, *apophyse styloïde*, mince, cylindrique, de 5 à 6 millimètres de long, revêtue de cartilage à son sommet pour s'articuler avec le pyramidal, et donnant insertion par sa surface au ligament latéral interne de l'articulation du poignet. On trouve en dehors de cette apophyse la *petite tête du cubitus* arrondie, s'articulant avec la cavité sigmoïde du radius et avec l'os pyramidal dont elle est séparée par un fibro-cartilage dit *ligament triangulaire*. Entre la tête et l'apophyse styloïde on trouve en avant une gouttière verticale pour le passage du tendon du muscle cubital antérieur, et en arrière une semblable pour le passage du tendon du muscle cubital postérieur.

Extrémité supérieure. — Volumineuse, elle offre deux apophyses qui par leur réunion forment la grande cavité sigmoïde. Articulée avec la trochlée humérale, cette cavité très-profonde, encroûtée de cartilage, est divisée en deux parties par une crête verticale ; la partie interne est un peu plus large. Au milieu de cette cavité existe une ligne transversale qui indique le point de soudure de ces deux apophyses. L'apophyse antérieure de cette extrémité, *apophyse coronoïde*, présente un sommet pour l'insertion du ligament antérieur de l'articulation, une base confondue avec l'os, une face supérieure articulaire, une face inférieure pour l'insertion du muscle brachial antérieur, un bord interne pour l'insertion du ligament interne de l'articulation, d'un faisceau du rond pronateur et du muscle fléchisseur superficiel des doigts, un bord externe pour l'insertion du ligament annulaire et du ligament latéral externe de l'articulation du coude. L'apophyse postérieure, *olécrâne*, est plus volumineuse, verticale, à sommet recourbé en avant. La base est confondue avec l'os, le sommet, ou *bec*, est situé dans la cavité olécrânienne, la face antérieure est articulaire et fait partie de la grande cavité sigmoïde. La face postérieure, rugueuse, donne insertion au muscle triceps. Le bord interne et le bord externe donnent insertion aux faisceaux postérieurs du ligament latéral interne et du ligament latéral externe. Entre l'olécrâne et l'apophyse coronoïde, sur la face externe de l'extrémité supérieure, il existe une petite cavité articulaire, *petite cavité sigmoïde*, allongée d'avant en arrière, articulée avec la tête du radius et donnant insertion, par ses extrémités, au ligament annulaire du radius.

Le cubitus se développe par trois points d'ossification, un pour le corps, un pour chaque extrémité. L'apophyse coronoïde est une dépendance du point osseux du corps.

INSERTIONS, 15 MUSCLES.

Face antérieure, 3.... — De haut en bas : fléchisseur superficiel, fléchisseur profond des doigts, carré pronateur.

Face interne, 1....... — Continuation des insertions du fléchisseur profond.

Face postérieure, 7.... — En haut : anconé ; en dedans de la crête : fléchisseur profond des doigts et cubital postérieur ; en dehors, de haut en bas, long abducteur du pouce, court extenseur du pouce, long extenseur du pouce et extenseur propre de l'index.

Bord externe, 1...... — En haut : court supinateur.

Extrémité supérieure, 3. — A l'apophyse coronoïde, le brachial antérieur et un faisceau du rond pronateu ; à l'olécrâne, le triceps.

V. — RADIUS.

Position. — Placez la grosse extrémité en bas, l'apophyse de cette extrémité en dehors et les gouttières nombreuses qu'on y trouve en arrière.

Situé à la partie externe du cubitus, plus court de toute la longueur de l'olécrâne, articulé avec le condyle de l'humérus, le scaphoïde et le semi-lunaire et les deux extrémités du cubitus, cet os présente un corps et deux extrémités.

Le *corps* augmente de volume vers la partie inférieure en sens inverse du cubitus ; prismatique et triangulaire, il décrit une courbe à concavité interne et antérieure. Il présente trois faces et trois bords.

Face antérieure. — Plus large en bas, elle est excavée inférieurement. Elle commence en haut au-dessous de la tubérosité bicipitale. Elle donne insertion à deux muscles, carré pronateur en bas et fléchisseur propre du pouce en haut. On y trouve en haut le *trou nourricier* dirigé de bas en haut.

Face postérieure. — Inégale, elle présente des crêtes obliques en bas et en dehors. A la partie supérieure, elle est arrondie pour l'insertion du court supinateur. Le long abducteur du pouce et le court extenseur du pouce s'insèrent au-dessous.

Face externe. — Convexe, elle donne insertion en haut au court supinateur, et au milieu par une surface rugueuse allongée au tendon du rond pronateur.

Bord antérieur. — Il s'étend de la tubérosité bicipitale à l'apophyse styloïde. Il donne insertion en haut à trois muscles : le fléchisseur propre du pouce sur la lèvre interne, le court supinateur sur la lèvre externe, le fléchisseur superficiel des doigts à l'interstice.

Bord interne. — Il s'étend de la tubérosité bicipitale à la cavité sigmoïde du radius, et il donne insertion au ligament inter-osseux.

Bord postérieur. — Il est marqué seulement à sa partie moyenne et ne présente rien à considérer.

Extrémité supérieure. — On y trouve, comme sur une côte, une tête, un col et une tubérosité. La *tête* est creusée d'une petite cavité ou *cupule*, qui s'articule avec la petite tête de l'humérus. Elle est entourée par une surface articulaire qui se continue avec la cupule et qui a du côté du cubitus 6 à 7 millimètres de hauteur, tandis que du côté externe elle n'en a que 3 ou 4. Cette surface est entourée par le ligament annulaire du radius. Le *col* est cette portion cylindrique de l'os située au-dessous de la tête ; sa longueur est de 1 centimètre et demi à 2 centimètres ; sa direction, inverse de celle du corps, est oblique en bas et en dedans ; il forme avec le corps un angle saillant en dedans. La *tubérosité bicipitale*, placée au sommet de cet angle, est un gros tubercule d'un centimètre et demi de longueur situé en avant et en dedans de l'os, lisse dans sa moitié antérieure, rugueux dans sa moitié postérieure, où il donne insertion au biceps.

Extrémité inférieure. — Volumineuse, formée de tissu spongieux très-fragile, elle a la forme d'une pyramide triangulaire dont le *sommet* se confond avec le corps de l'os, et dont la *base* s'articule avec le carpe. Cette base est articulaire, dirigée obliquement de dedans en dehors et de haut en bas, et divisée en deux parties par une crête antéro-postérieure ; l'une externe, triangulaire et plus inférieure, s'articulant avec le scaphoïde ; l'autre interne, quadrilatère, plus supérieure pour le semi-lunaire. A la partie externe de cette base on trouve l'apophyse styloïde, placée plus bas que celle du cubitus, donnant insertion au ligament latéral externe par son sommet, au muscle long supinateur par sa base. La *face antérieure* concave présente en bas le bord de la surface articulaire saillant, rugueux, qui donne insertion au ligament radio-carpien. Le muscle carré pronateur recouvre le reste de cette face. La *face postérieure* est sillonnée de gouttières. Il en existe trois principales, et chacune d'elles est divisée en deux gouttières plus petites par de petites crêtes. Les gouttières principales sont, de dehors en dedans : 1° la première, oblique en dehors et en bas sur l'apophyse styloïde, elle est petite et donne passage au muscle long abducteur et au muscle court exten- seur du pouce ; 2° la seconde, verticale, reçoit les tendons des mus- cles radiaux externes ; 3° la troisième, profonde, reçoit les tendons de tous les muscles extenseur commun et propres des doigts. La *face interne* fait suite au bord interne de l'os, s'élargit en bas et présente une petite surface articulaire concave, *cavité sigmoïde*, s'articulant avec le cubitus.

Cet os se développe par trois points d'ossification, un pour le corps, un pour chaque extrémité.

INSERTIONS, 8 MUSCLES.

Face antérieure, 2 .... — Carré pronateur, fléchisseur propre du pouce.
Face postérieure, 3 .... — Long abducteur et court extenseur du pouce, court supinateur.
Face externe, 1 ...... — Rond pronateur.
Bord antérieur, 1 ..... — Fléchisseur commun superficiel des doigts.
Extrémité inférieure, 1. — Long supinateur à l'apophyse styloïde.

MAIN.

La main est divisée en trois parties : le carpe, le métacarpe et les doigts.

Carpe. — On donne ce nom a un groupe de petits os courts, situés entre les os de l'avant-bras et les métacarpiens. Ils sont au nombre de huit, disposés sur deux rangées. En comptant de dehors en dedans, les os de la première rangée, ou rangée antibrachiale, sont : le *scaphoïde*, le *semi-lunaire*, le *pyramidal*, le *pisiforme.* Ceux de la seconde rangée, ou rangée métacarpienne, sont : le *tra- pèze*, le *trapézoïde*, le *grand os*, l'*os crochu*. Ces deux rangées ne sont pas exactement superposées, la supérieure déborde en dedans où le pisiforme paraît presque libre, l'inférieure déborde en dehors.

Les os du carpe présentent à étudier des caractères communs et des caractères différentiels qui les font distinguer les uns des autres.

1° *Caractères communs.* — Ce sont des os courts dont la plupart présentent six faces, dont quatre sont articulaires et deux non arti- culaires. Les quatre faces articulaires sont supérieure, inférieure et latérales. Les faces non articulaires sont l'une antérieure, plus petite, concourant à former la concavité du carpe, l'autre posté- rieure, plus grande, concourant à former la convexité. Les os qui sont placés aux extrémités des deux rangées du carpe présentent en général en moins une facette articulaire.

Le carpe formé par l'ensemble de ces os, présente une face anté-

6.

rieure en forme de gouttière, convertie en canal par le ligament annulaire antérieur du carpe, dans lequel canal passent les tendons de tous les muscles fléchisseurs des doigts, et le nerf médian. Cette gouttière est limitée en dedans et en dehors par deux saillies osseuses appelées *apophyses externes et internes du carpe*. L'apophyse interne et supérieure est formée par le pisiforme, l'apophyse interne et inférieure par l'os crochu, l'apophyse externe et supérieure par le scaphoïde, et l'apophyse externe et inférieure par le trapèze.

Il présente une face postérieure convexe sur laquelle glissent les muscles extenseurs des doigts, un bord supérieur qui s'articule avec les os de l'avant-bras, un bord inférieur qui s'articule avec les métacarpiens, deux extrémités formées par les apophyses du carpe déjà indiquées.

2° *Caractères particuliers*. — Chacun de ces os présente un ou plusieurs caractères qui lui sont propres.

1° Scaphoïde. — Cet os, qui s'articule en haut avec le radius, en bas avec le grand os, le trapézoïde et le trapèze, en dedans avec le semi-lunaire par des facettes encroûtées de cartilages, présente : 1° la *forme d'une nacelle* à concavité inférieure ; 2° un *gros tubercule* en dehors et en avant, c'est l'apophyse externe et supérieure du carpe ; 3° une *gouttière rugueuse* transversale, en arrière.

2° Semi-lunaire. — Cet os, qui s'articule en haut avec le radius par une facette convexe, en bas avec le grand os et avec l'os crochu par une facette concave, en dedans avec le pyramidal, en dehors avec le scaphoïde, présente : 1° la forme d'un *croissant* à concavité inférieure ; 2° la facette non articulaire antérieure beaucoup *plus large* que la postérieure ; 3° une *apophyse* qui termine en bas cette facette non articulaire et qui est déjetée en dedans.

3° Pyramidal. — Cet os, qui s'articule en bas avec l'os crochu, en haut avec le cubitus, en dehors avec le semi-lunaire, en avant avec le pisiforme, présente : 1° une forme à peu près *cubique ;* 2° sur sa face antérieure une *facette plane* et arrondie s'articulant avec le pisiforme et placée à la partie inférieure et interne de l'os.

4° Pisiforme. — Petit os arrondi, en forme de pois, pouvant être considéré comme un os sésamoïde développé dans l'épaisseur du tendon du cubital antérieur, et s'articulant avec la face antérieure du pyramidal par une *facette* semblable à celle de cet os. Quoi qu'en disent certains auteurs, il est impossible de distinguer le pisiforme droit du pisiforme gauche.

Les os que nous venons de décrire, moins le pisiforme, ont une concavité inférieure pour s'articuler avec la saillie du grand os et de l'os crochu, et une convexité supérieure pour s'articuler avec les os de l'avant-bras.

5° Trapèze. — Articulé en bas avec le premier métacarpien, en haut avec le scaphoïde, en dedans avec le trapézoïde et le deuxième métacarpien, cet os offre comme caractères distinctifs : 1° la *facette* qui s'articule avec le premier métacarpien, concave et convexe en sens contraire, comme une selle de cheval ; 2° sur la face antérieure, un *tubercule* très-saillant qui constitue l'apophyse externe et inférieure du carpe ; 3° en dedans de ce tubercule, une *gouttière* verticale destinée à donner passage au tendon du grand palmaire.

6° Trapézoïde. — Il s'articule en bas avec le deuxième métacarpien, en haut avec le scaphoïde, en dehors avec le trapèze, en dedans avec le grand os. Il présente : 1° quatre facettes articulaires qui forment les *quatre plans* d'une pyramide ; 2° une facette antérieure non articulaire très-petite qui constitue le *sommet* tronqué de la pyramide ; 3° sur la face postérieure non articulaire qui forme la base de la pyramide, une *apophyse* externe qui se porte avec le scaphoïde et le trapèze.

7° Grand os. — C'est le plus volumineux des os du carpe, autour duquel viennent se grouper presque tous les autres. Il s'articule en bas avec les deuxième, troisième et quatrième métacarpiens, en haut avec le scaphoïde et le semi-lunaire, en dehors avec le trapézoïde, en dedans avec l'os crochu. Il présente : 1° à la partie supérieure, une partie renflée, c'est la *tête* ; 2° au-dessous, un rétrécissement ou *col* ; 3° en arrière et en bas, une *apophyse* qui se porte en dedans vers le quatrième métacarpien.

8° Os crochu ou **unciforme**. — Articulé en bas avec le quatrième et le cinquième métacarpien, en haut avec le pyramidal et le semi-lunaire, en dehors avec le grand os, il présente sur sa face antérieure l'*apophyse unciforme* placée à la partie inférieure de la face antérieure et pourvue d'une concavité qui regarde en dehors.

On voit que par les caractères particuliers qui viennent d'être indiqués on peut distinguer, en les mettant en position, les os du carpe du côté droit de ceux du côté gauche. Nous savons que pour placer un os pair, il faut connaître le rapport de trois plans de cet os, non opposés, avec les plans du squelette. Distinguons donc les os du carpe des deux côtés ; nous avons vu :

1° Sur le scaphoïde, qui s'articule avec cinq os, la face concave *inférieure*, le tubercule *externe* et la gouttière rugueuse *postérieure*.

2° Sur le semi-lunaire, articulé avec cinq os, la concavité *infé-*

rieure, la largeur de la facette non articulaire *antérieure*, l'apophyse *externe* placée sur cette face.

3° Sur le pyramidal, qui s'articule avec quatre os, la facette articulaire plane pour le pisiforme, située à la partie *antérieure*, *inférieure* et *interne* de l'os.

4° Sur le pisiforme, il est impossible de trouver ces plans.

5° Sur le trapèze, qui s'articule avec quatre os, la surface concave et convexe à la partie *inférieure*, le *tubercule* à la partie antérieure et la *gouttière* à la partie interne de ce tubercule.

6° Sur le trapézoïde, articulé aussi avec quatre os, la largeur de la facette non articulaire *postérieure*, l'apophyse qu'on remarque sur cette face dirigée vers la partie *supérieure* et *externe*.

7° Sur le grand os, articulé avec sept os, quatre du carpe et trois du métacarpe, la *tête* à la partie supérieure, l'apophyse à la partie *postérieure* et *interne*.

8° Sur l'os crochu, qui s'articule avec cinq os, l'apophyse *unciforme* située à la partie *antérieure* et *inférieure* de l'os et pourvue d'une concavité *externe*.

Tous les os du carpe, sans exception, se développent par un seul point d'ossification. L'apparition de ces points osseux est tardive, celui du pisiforme surtout. Cet os, le dernier qui s'ossifie chez le squelette, présente un point osseux à l'âge de douze à quinze ans.

Métacarpe. — Le métacarpe constitue le squelette de la paume de la main. Les colonnes osseuses qui le constituent, au nombre de cinq, s'appellent *métacarpiens*, et sont désignés sous le nom de *premier*, *deuxième* et *troisième*, etc., en allant de dehors en dedans. Ils sont séparés par des espaces dits *espaces interosseux*.

Ces os présentent des caractères communs et des caractères particuliers.

1° *Caractères communs.* — Les métacarpiens sont de petits os longs terminés par deux extrémités volumineuses.

Corps. — Quoique prismatique et triangulaire, il est presque cylindrique. Le trou nourricier, presque toujours visible, est situé en avant et dirigé en haut. Les trois facettes de ces os sont les mêmes que celles de l'humérus, du tibia et du péroné, c'est-à-dire *postérieure*, *interne* et *externe*. Les bords sont *antérieur*, *interne* et *externe*.

Extrémité supérieure ou **carpienne**. — Elle représente un petit os court. On y trouve en général cinq facettes, trois articulaires pour les deux métacarpiens voisins et l'os du carpe correspondant, deux fossettes non articulaires, rugueuses, donnant insertion à des ligaments, l'antérieure plus petite que la postérieure. Des trois acettes articulaires, l'une, celle qui correspond au carpe, est ncroûtée de cartilages dans toute son étendue et forme une articulation par arthrodie. Les facettes articulaires latérales ne présentent de cartilage d'accroissement qu'à la partie postérieure. Elles ont rugueuses en avant pour l'insertion des ligaments. Ces facettes, ncomplétement articulaires, constituent des articulations par amhiarthrose.

Extrémité inférieure. — Elle a la forme d'une tête arrondie, qui ne déborde pas la face postérieure de l'os, mais qui proémine sur la partie antérieure ; appelée aussi *condyle*, cette extrémité présente une surface articulaire convexe pour la première phalange, beaucoup plus marquée en avant. De chaque côté on trouve une dépression située entre deux tubercules, dont l'un est plus en avant et l'autre en arrière. La dépression et le tubercule qui est en arrière, servent à l'insertion des ligaments latéraux de l'articulation métacarpo-phalangienne.

2° *Caractères particuliers.* — **Premier métacarpien.** — Très-gros et très-court ; cet os présente en haut une seule facette articulaire, concave et convexe, en sens inverse pour l'articulation du trapèze ; absence de facette articulaire latérale, ce qui constitue l'indépendance de ses mouvements. Son corps est aplati d'avant en arrière. En arrière de l'extrémité supérieure s'insère le muscle long abducteur du pouce.

Deuxième métacarpien. — Il est le plus long. Il présente à son extrémité supérieure une facette articulaire en dehors pour le troisième métacarpien ; absence de facette articulaire latérale pour le premier, et trois supérieures pour les trois premiers os de la deuxième rangée du carpe. A la partie postérieure de cette extrémité, immédiatement au-dessous du trapézoïde, il existe une fossette profonde qu'on ne trouve pas sur les autres métacarpiens, au-dessous de laquelle s'insère le muscle premier radial externe.

Troisième métacarpien. — Il est très-long aussi, mais un peu moins que le précédent. Il présente à son extrémité supérieure les cinq facettes telles qu'elles ont été décrites dans les caractères généraux, seulement cette extrémité est pourvue à sa partie postérieure, d'une apophyse assez forte qui se porte vers le trapézoïde, et qui donne attache au muscle second radial externe.

Quatrième métacarpien. — Moins volumineux que le troisième, il se distingue des autres en ce qu'il présente en haut les cinq facettes qui ont été indiquées dans les caractères généraux. Cette extrémité supérieure, moins volumineuse que les autres, ne présente pas d'apophyse en arrière comme le troisième. Elle s'articule un peu avec le grand os en haut, mais surtout avec l'os crochu.

Cinquième métacarpien. — Mince, court, il présente à son extrémité supérieure une seule facette articulaire latérale pour le quatrième, et une surface articulaire supérieure concave et convexe en sens inverse pour l'os crochu. A la partie interne de cette extrémité se trouve une apophyse qui donne attache au cubital postérieur. Il est à remarquer que les caractères différentiels de ces os se tirent de l'extrémité supérieure, le reste de l'os étant le même pour tous.

Ils se développent par deux points osseux, un pour l'extrémité inférieure et un pour le corps et l'extrémité supérieure en même temps.

Doigts.

— Les doigts sont composés de phalanges ; chacun en possède trois, excepté le pouce qui n'en a que deux. De haut en bas, on les appelle *phalange, phalangine, phalangette*, autrement appelées *première* ou *métacarpienne, deuxième, troisième* ou *unguéale*.

Il n'est pas possible de distinguer les phalanges du côté droit des mêmes phalanges du côté gauche. Il est difficile de distinguer dans une même main, sinon par leur longueur, les phalanges de même nom, mais il est facile de distinguer les trois os du même doigt.

Première phalange. — Petit os long, dont le corps aplati d'avant en arrière, est convexe sur la face postérieure, plan sur la face antérieure. Les bords rugueux donnent insertion aux gaînes fibreuses sous lesquelles passent les tendons des muscles fléchisseurs.

L'*extrémité supérieure* présente une seule facette concave, allongée transversalement, dont le grand diamètre croise le grand diamètre du condyle du métacarpien. On trouve aussi, de chaque côté de cette extrémité et en avant, un tubercule très-fort pour l'insertion des ligaments latéraux.

L'*extrémité inférieure* a la forme d'une poulie divisée par la gorge en deux parties égales. Elle est plus étendue sur la face antérieure que sur la face postérieure de l'os. On trouve encore de chaque côté de cette extrémité une dépression, en avant et en arrière de laquelle existe un petit tubercule. La dépression et le tubercule postérieur donnent insertion, comme nous l'avons vu, avec les métacarpiens, aux ligaments latéraux des articulations.

Deuxième phalange. — Petits os longs, dont le corps présente deux faces et deux bords, exactement semblables à ceux de la première.

L'*extrémité inférieure* est identique avec l'extrémité inférieure e la première phalange, seulement elle'est plus petite. L'extrémité upérieure devant s'articuler avec une poulie, présente au milieu ne crête correspondant à la gorge de la poulie, et de chaque côté e la crête une surface concave pour les parties latérales de la oulie. De chaque côté de cette extrémité, et un peu en avant, on emarque un tubercule pour l'insertion des ligaments latéraux.

Troisième phalange. — Petit os long très-raccourci, dont le orps est cylindrique. L'extrémité supérieure est identique avec celle e la seconde phalange, car, comme elle, elle se moule sur une oulie. L'extrémité inférieure est aplatie et présente une convexité nférieure en forme de fer à cheval. Elle est rugueuse, surtout en vant, pour donner insertion à la pulpe du doigt.

Le pouce est dépourvu de seconde phalange, car les deux qu'il ossède présentent les caractères des premières et des troisièmes halanges.

Les phalanges se développent par deux points d'ossification, n pour l'extrémité supérieure, un pour l'extrémité inférieure et le orps.

ARTICLE V.

MEMBRES INFÉRIEURS.

Ils se divisent en quatre segments qui correspondent à ceux du nembre supérieur : la *hanche*, la *cuisse*, la *jambe* et le *pied*.

I. — Os COXAL, OS ILIAQUE, OS INNOMINÉ, OS DES ILES.

Position. — Placez la cavité articulaire en dehors, le grand trou en las, le bord qui présente la plus grande échancrure en arrière.

Cet os est formé de trois portions que quelques auteurs anciens lécrivaient séparément . 1° le *pubis* en avant, avec sa branche norizontale et sa branche descendante, qui forme une partie de la sirconférence du trou obturateur ; 2° l'*ischion* en bas, limitant de ce sôté le trou obturateur ; 3° l'*ilium* en arrière. Ces trois portions se éunissent au fond de la cavité cotyloïde.

Os plat, irrégulier, tordu sur lui-même, présentant à étudier deux laces, quatre bords, quatre angles.

Face interne. — Elle est divisée en deux parties par une crête saillante qui concourt à former le détroit supérieur du bassin. Au-dessus de cette ligne, la face regarde en haut, en avant et en dedans. C'est la *fosse iliaque interne* sur laquelle s'insère le muscle iliaque.

Au-dessous, la face regarde en dedans et en arrière. On y trouve le *trou obturateur*, ovalaire chez l'homme, triangulaire chez la femme, fermé par la *membrane obturatrice*. Le muscle obturateur interne s'insère au pourtour de ce trou et sur la membrane. A la partie supérieure du trou obturateur, il existe une gouttière antéro-postérieure, *gouttière sous-pubienne*, dans laquelle passent le nerf et les vaisseaux obturateurs. Les deux lèvres de cette gouttière sont formées par la partie postérieure et par la partie antérieure de la circonférence du trou ovale ou obturateur qui, au lieu de se réunir en haut, interceptent un espace qui forme la gouttière et se terminent insensiblement sur l'os. En arrière du trou ovale, on voit une surface plane quadrilatère, un peu inclinée en bas et en dedans, correspondant à la cavité cotyloïde, et sur laquelle s'insère l'obturateur interne. Le trou ovale est limité en bas par l'ischion, en avant par le corps du pubis et par une portion osseuse qui le réunit à l'ischion et qu'on appelle dans sa moitié supérieure, *branche descendante du pubis*, et dans sa moitié inférieure, *branche ascendante de l'ischion*; en haut, par un prolongement osseux, ou *branche horizontale* du pubis.

Face externe. — Elle présente au milieu la cavité cotyloïde qui regarde en dehors, un peu en bas et en avant. Elle s'articule avec la tête du fémur, et présente au fond une petite surface non articulaire, rugueuse, plus profonde, se continuant en bas avec l'échancrure cotyloïdienne. C'est l'*arrière-fond* de la cavité cotyloïde. Le bord de la cavité, ou *sourcil cotyloïdien*, donne insertion à l'état frais au bourrelet cotyloïdien. Il présente trois échancrures qui portent le nom des portions d'os qu'elles séparent, une antérieure, *ilio-pubienne*, une postérieure, *ilio-ischiatique*, une inférieure, *ischio-pubienne*, ou cotyloïdienne. De ces trois échancrures par lesquelles sort la tête du fémur dans les luxations, l'inférieure est la plus profonde et elle est convertie en trou par le bourrelet cotyloïdien. Au-dessus de la cavité cotyloïde, on trouve une gouttière antéro-postérieure qui longe le sourcil, c'est la *gouttière sus-cotyloïdienne*, pour l'insertion du tendon réfléchi du muscle droit antérieur. La surface élargie qui se trouve au-dessus constitue la *fosse iliaque externe*. Elle regarde en dehors, en arrière et en bas. Elle présente deux lignes peu marquées et variables, courbes, qui partent de la grande échancrure sciatique, et qui se terminent, l'antérieure à l'épine iliaque antérieure et supérieure, la postérieure à la partie moyenne de la crête iliaque. En avant de la ligne antérieure, s'insère le muscle petit fessier; entre les deux lignes, le muscle moyen fessier; en arrière, le muscle grand fessier. Au-dessous de la cavité cotyloïde, la face regarde en bas, en avant et en dehors; nous trouvons encore là le trou obturateur, en avant le corps du pubis, d'où partent sa branche horizontale et sa branche verticale, qui le réunissent en haut à l'ilium, et en bas à la branche ascendante de l'ischion qui forme la limite inférieure du trou. Le muscle obturateur externe s'insère sur la face externe de la membrane qui ferme le trou obturateur et au pourtour du trou. Le corps du pubis donne insertion au muscle droit interne, tout près de la surface articulaire, et au muscle second adducteur, entre le droit interne et l'obturateur externe. Sur la face externe de l'ischion et de sa branche ascendante, s'insère le muscle grand adducteur.

Bord antérieur. — Il est formé de deux parties, la moitié interne, presque horizontale, la moitié externe, presque verticale. De dehors en dedans, on trouve sur ce bord quatre éminences osseuses, et trois échancrures alternant avec elles : 1° *l'épine iliaque antérieure et supérieure*, où s'insèrent le muscle couturier, l'arcade crurale, et le muscle tenseur du fascia lata ; 2° une *échancrure* au-dessous où passe le nerf fémoro-cutané ; 3° *l'épine iliaque antérieure et inférieure*, où s'insère le muscle droit antérieur du triceps ; 4° une *gouttière* dans laquelle glisse le muscle psoas-iliaque ; 5° *l'éminence ilio-pectinée*, sur laquelle s'insère la bandelette ilio-pectinée et le muscle petit psoas, quand il existe ; 6° la *surface pectinéale* terminée en arrière par une crête, *crête pectinéale*, qui fait partie du détroit supérieur du bassin : sur cette crête s'insèrent le ligament pubien de Cooper, et le ligament de Gimbernat ; le muscle pectiné s'y insère aussi de même que sur la face ; 7° *l'épine pubienne*, saillante, qu'il importe de ne pas confondre avec l'angle. Elle donne insertion au muscle premier adducteur, à l'arcade crurale, au pilier externe de l'anneau inguinal et au sommet du ligament de Gimbernat (1).

Bord postérieur. — Comme l'antérieur, il présente de haut en bas quatre éminences osseuses et trois échancrures. Il est *dirigé verticalement et parallèle à celui du côté opposé*, chose importante à se rappeler lorsqu'on veut étudier l'os en position. On y trouve de haut en bas : 1° *l'épine iliaque postérieure et supérieure* ; 2° *une petite échancrure* insignifiante ; 3° *l'épine iliaque postérieure et inférieure :* ces deux épines donnent insertion aux muscles de la masse commune, la supérieure est pourvue en dedans de nombreuses rugosités qu'on désigne sous le nom de *tubérosité iliaque* ; en dedans et au-

---

(1) Remarquez que cette épine est le point de rendez-vous de la crête pectinéale qui fait partie du détroit supérieur du bassin et de la moitié postérieure de la circonférence du trou obturateur qui forme en se terminant le bord extérieur de la gouttière sous-pubienne. C'est l'espace qui sépare ces deux lignes qu'on appelle *surface pectinéale*.

dessous de cette tubérosité, derrière la crête de la face interne de l'os coxal, se trouve une facette articulaire, rugueuse, triangulaire, analogue à celle du sacrum : c'est la *facette auriculaire* de l'os coxal ; 4° au-dessous de l'épine iliaque inférieure la *grande échancrure sciatique* convertie en trou à l'état frais par les deux ligaments sacro-sciatiques ; elle donne passage au muscle pyramidal : ce muscle sépare les vaisseaux et nerfs fessiers qui sortent de l'échancrure au-dessus de lui, des organes suivants qui passent au-dessous : grand nerf sciatique, vaisseaux ischiatiques, vaisseaux et nerfs honteux internes ; 5° plus bas, l'*épine sciatique*, mince et saillante donnant insertion par son sommet au petit ligament sacro-sciatique, par sa face externe au muscle jumeau supérieur, par sa face interne au muscle releveur de l'anus et au muscle ischio-coccygien ; 6° au-dessous, la *petite échancrure sciatique* convertie aussi en trou par les deux ligaments sacro-sciatiques ; elle donne passage au muscle obturateur interne, aux vaisseaux et nerfs honteux internes qui rentrent dans le bassin après avoir contourné l'épine sciatique ; 7° l'*ischion*, qui sera décrit avec les angles.

Bord supérieur ou **crête iliaque**. — Plus épais aux extrémités qu'à la partie moyenne, il a la forme d'une *S* italique ; sa partie antérieure est concave en dedans ; sa partie postérieure concave en dehors. Ce bord, dirigé obliquement de dehors en dedans et d'avant en arrière, présente une lèvre interne pour l'insertion du muscle transverse de l'abdomen, une lèvre externe pour le muscle grand oblique, et un interstice pour le muscle petit oblique en avant et le muscle carré des lombes en arrière.

Bord inférieur. — Le plus court, il correspond aux branches ascendante de l'ischion et descendante du pubis ; il est mince ; rugueux chez l'homme, lisse et déjeté en dehors chez la femme ; il donne insertion aux aponévroses du périnée, à la racine des corps caverneux et au muscle ischio-caverneux chez l'homme.

Angle antérieur et supérieur. — Cet angle n'est autre chose que l'épine iliaque antérieure et supérieure déjà décrite.

Angle antérieur et inférieur ou **angle du pubis**. — Il est placé à un centimètre et demi en dedans de l'épine pubienne. En dedans de cet angle, on trouve une surface articulaire, rugueuse, allongée, placée sur le corps du pubis qui se continue avec le bord inférieur de l'os. En s'articulant avec celle du côté opposé, elle forme la *symphyse pubienne*. Sur l'angle s'insère le pilier interne de l'anneau inguinal. L'espace qui sépare l'angle de l'épine donne insertion, sur sa lèvre postérieure, au muscle droit de l'abdomen. Immédiatement en avant de cette insertion s'insère le muscle pyranidal et le pilier postérieur de l'anneau inguinal, ou *ligament de Colles*. Cet espace constitue le bord inférieur de l'anneau inguinal ; le cordon spermatique repose sur lui.

Angle postérieur et supérieur. — Il est formé par l'épine iliaque postérieure et supérieure déjà décrite.

Angle postérieur et inférieur ou **tubérosité de l'ischion.** — C'est la portion la plus épaisse de l'os coxal ; c'est sur cet angle que repose le corps dans la station assise. Il se continue par sa branche ascendante avec la branche descendante du pubis ; il donne insertion : 1° en arrière et de bas en haut, au muscle demi-membraneux, à la longue portion du biceps et au demi-tendineux réunis, au jumeau inférieur ; 2° en dedans, au muscle transverse du périnée ; 3° en dehors, au muscle grand adducteur et au muscle carré crural.

Cet os se développe par huit points d'ossification : trois primitifs pour l'ilium, le pubis et l'ischion ; cinq complémentaires, pour le fond de la cavité cotyloïde, pour la crête de l'os coxal (cette crête formée par un seul point osseux constitue l'épiphyse marginale), pour la partie inférieure de la tubérosité de l'ischion, pour l'angle du pubis et pour l'épine iliaque antérieure et inférieure.

C'est au fond de la cavité cotyloïde que se réunissent l'ilion, le pubis et l'ischion. A leur point de réunion, on voit trois lignes qui convergent comme les trois branches d'un Y. Le point osseux complémentaire de cette région a la même forme.

INSERTIONS, 34 MUSCLES.

Face externe, 7. . . . . — Grand, moyen, petit fessier, obturateur externe, deuxième et troisième adducteurs, droit interne.

Face interne, 2. . . . . — Iliaque, obturateur interne.

Bord antérieur, 5 . . . . — Couturier, droit antérieur, petit psoas, pectiné, premier adducteur.

Bord postérieur, 3. . . . . — Jumeau supérieur, releveur de l'anus, ischio-coccygien.

Bord supérieur, 4 . . . . — Grand oblique, petit oblique, transverse, carré des lombes, grand dorsal.

Bord inférieur, 1 . . . . — Ischio-caverneux.

Angle antérieur et supérieur, 2. — Couturier, tenseur du fascia lata.

Angle antérieur et inférieur, 2.. — Pyramidal, droit antérieur de l'abdomen.

Angle postérieur et supérieur, 2.— Masse commune.

Angle postérieur et inférieur, 6. — Demi-membraneux, demi-tendineux, biceps, jumeaux inférieur et transverse du périnée, carré crural.

II. — Fémur.

Position. — Placez l'extrémité coudée en haut, la tête articulaire en dedans, le plus saillant des bords en arrière.

Le fémur, ou os de la cuisse, est un os long, pair, articulé avec l'os coxal, la rotule et le tibia, dirigé obliquement de haut en bas, de dehors en dedans. Cette obliquité est beaucoup plus prononcée chez la femme.

Il présente un corps et deux extrémités.

Le *corps* est pourvu de trois faces et de trois bords. Il décrit une courbure à concavité postérieure.

Face antérieure. — Elle se continue en haut avec celle du col, dont la sépare une ligne rugueuse, et présente en bas une concavité, *creux sus-condylien*, qui reçoit la rotule dans l'extension du genou, dit M. Malgaigne. Cette face convexe donne insertion au muscle vaste interne.

Face interne. — Étroite en haut, elle s'élargit et devient postérieure en bas; elle donne insertion dans ses deux tiers supérieurs au muscle vaste interne.

Face externe. — Étroite en haut, un peu plus large en bas, elle se termine sur le condyle externe et donne insertion au muscle vaste externe.

Bord interne. — Étendu du bord inférieur du col du fémur à l'extrémité postérieure du condyle interne, il est arrondi.

Bord externe. — Étendu du bord antérieur du grand trochanter à l'extrémité antérieure du condyle externe, il est peu marqué à la partie moyenne.

Bord postérieur ou **ligne âpre du fémur.** — Il est hérissé de rugosités très-proéminentes, surtout à sa partie moyenne. Simple à la partie moyenne, il se ramifie aux extrémités. La partie moyenne donne attache par sa lèvre interne au muscle vaste interne, par sa lèvre externe au muscle vaste externe, et par son interstice aux trois muscles adducteurs et à la courte portion du biceps.

L'extrémité inférieure de la ligne âpre est bifurquée; la branche interne de la bifurcation se termine à la partie postérieure du condyle interne sur le tubercule du troisième adducteur; elle est effacée au milieu de son trajet par le passage de l'artère fémorale, et donne insertion au muscle troisième adducteur. La branche externe se termine à la partie postérieure du condyle externe, et donne inser-

ion au muscle vaste externe. L'espace triangulaire compris entre
es deux lignes constitue l'*espace poplité*.

L'*extrémité supérieure de la ligne âpre* est divisée en trois bran-
hes : l'externe, très-rugueuse, se dirige vers le bord postérieur du
grand trochanter ; elle est destinée à l'insertion du muscle grand
essier ; la moyenne se porte au petit trochanter ; elle donne attache
u muscle pectiné ; l'interne, quelquefois peu marquée, se dirige vers
e bord inférieur du col du fémur et donne attache au muscle vaste
nterne.

C'est sur le bord postérieur qu'on trouve le *trou nourricier* de
'os, dirigé en haut et situé au tiers supérieur du corps.

Extrémité supérieure. — Elle présente : 1° une *tête* articu-
aire ; 2° un *col* représentant le *col anatomique* de l'humérus ; 3° le
grand trochanter ; 4° le *petit trochanter ;* 5° un col représentant le
col chirurgical de l'humérus.

La *tête* est articulée avec l'os coxal, elle représente les deux tiers
d'une sphère régulière ; elle est creusée au sommet d'une dépression
rugueuse au fond de laquelle on voit de petits trous. Le ligament
nterarticulaire s'insère dans la dépression, et les vaisseaux que
porte ce ligament traversent les petits trous et se rendent à la tête
de l'os.

Le *col du fémur* est l'analogue du col anatomique de l'humérus. Il
est plus étroit au milieu qu'à ses extrémités. Il est aplati d'avant en
arrière, dirigé obliquement en bas et en dehors. Son axe vertical est
un peu incliné en bas et en arrière. On a beaucoup discuté sur les
différences de longueur et de direction selon les âges et selon les
sexes. M. Chassaignac en 1835, M. Rodet en 1844, et M. Malgaigne, s'en sont surtout occupés.

Le col du fémur, aplati d'avant en arrière, a deux fois plus
l'étendue en hauteur qu'en épaisseur. Cette disposition anatomique
est en rapport avec sa destination de support ; on sait, en effet, que
la résistance des leviers va croissant comme le carré de leur dimen-
sion verticale. (Jarjavay, *Anatomie chirurgicale*, t. II, p. 654.)

La longueur du col est la même dans les deux sexes : il a de 3 à 5 centimètres, et s'il paraît plus long chez la femme, c'est parce que chez
elle le diamètre transverse du bassin est plus grand et par conséquent
e grand trochanter plus saillant. C'est la même cause qui détermine
l'obliquité plus grande du fémur chez la femme et la saillie plus considérable du condyle interne. Quant à la direction, il résulte des
recherches de M. Rodet qu'elle varie selon l'âge, le sexe et les individus. A l'état normal, le col du fémur forme avec le corps un angle
de 145 degrés. Il peut, chez les vieillards, diminuer de 2 à 3 degrés,
diminution qui concourt chez eux à l'abaissement de la taille. Chez

la femme, le col est incliné de 2 degrés de plus que chez l'homme. Enfin on observe des différences d'inclinaison de 23 degrés en plus ou en moins, suivant les individus, de sorte que l'influence prédisposante de l'inclinaison du col relativement aux fractures est bien plus prononcée suivant les individus que suivant les âges, comme le fait observer M. Richet (*loc. cit.*, p. 926).

Il présente deux faces, deux bords, deux extrémités.

La face antérieure regarde un peu en bas : elle est plane et se continue avec la face antérieure du corps de l'os.

La face postérieure, concave, moins étendue, regarde un peu en haut et donne attache à la capsule fibreuse de l'articulation. Cette insertion très-faible se fait à l'union du tiers externe et des deux tiers internes de la face postérieure du col. La face postérieure est creusée en dehors et en haut d'une dépression profonde, *cavité digitale* ou *trochantérienne*, qui affaiblit singulièrement la résistance du col; le muscle obturateur externe s'y insère.

Le bord supérieur, concave, de 3 centimètres de longueur, est presque horizontal.

Le bord inférieur, moins profondément concave, de 6 centimètres environ, est oblique en bas et en dehors.

Les deux faces et les deux bords sont criblés de petits trous à travers lesquels passent des vaisseaux nourriciers. A l'état frais, ces trous sont masqués par le périoste qui présente ici quelques particularités : 1° il a sur la face antérieure du col une épaisseur qui n'est jamais moindre d'un millimètre et qui peut aller jusqu'à 5 millimètres ; 2° il est formé non-seulement par la membrane fibro-vasculaire des os, mais encore par un grand nombre de fibres de la capsule fibreuse de l'articulation coxo-fémorale qui se réfléchissent sur la face antérieure du col au niveau du point où la capsule s'insère sur la ligne rugueuse étendue du grand au petit trochanter; 3° il contient dans son épaisseur les vaisseaux qui se portent au col et qui proviennent des artères du voisinage (circonflexe et ischiatique). Ces vaisseaux affectent dans son épaisseur la disposition des sinus et restent béants quand on vient à diviser le périoste.

L'extrémité interne du col est séparée de la tête articulaire par une ligne inégale et circulaire.

L'extrémité externe, confondue avec les trochanters, est limitée en avant et en bas par une ligne rugueuse qui réunit les deux trochanters et donne attache à la capsule fibreuse de l'articulation ; en arrière, par une ligne saillante, unie, réunissant les deux trochanters et donnant attache au muscle carré crural ; en haut, par la cavité digitale surmontée du sommet du grand trochanter.

Le col du fémur est très-résistant chez les jeunes sujets et chez l'adolescent. Sciez, en effet, à cet âge, un fémur dans toute sa lon-

gueur, vous verrez que le canal médullaire ne dépasse pas en haut
les trochanters et que le col est formé au centre par un tissu spongieux tellement serré, qu'on aperçoit à peine ses aréoles, et à la surface par un tissu compacte très-épais, beaucoup plus épais sur le
bord inférieur que sur le supérieur ; mais, vers l'âge de quarante-cinq
à cinquante ans, vous verrez une raréfaction s'opérer dans le col. Les
cellules du tissu spongieux s'agrandissent par l'amincissement des
lamelles osseuses qui les séparent. L'écorce du col formée par le
tissu compacte s'amincit ; à mesure qu'on avance en âge, la raréfaction augmente, les cellules se confondent, et enfin il se forme dans
le col un canal médullaire analogue à celui du corps et qui se remplit
de moelle. L'amincissement de l'écorce compacte fait toujours des
progrès. M. Malgaigne a montré que cette raréfaction n'a pas lieu
chez tous les vieillards, mais on ignore complétement quelles sont
les conditions qui la favorisent. Elle se montre plus rapidement et
plus fréquemment chez la femme. Dans certains cas, elle est tellement exagérée, que le col est réduit à une coque osseuse, compacte,
aussi fragile qu'une lame de verre et creusée d'une cavité. On conçoit, d'après cela, que les fractures du col du fémur doivent être
plus fréquentes chez les vieillards et chez les femmes, et que, dans
certains cas, la moindre chute, le moindre mouvement suffit pour
déterminer une fracture.

Le *grand trochanter* est cette grosse tubérosité qui surmonte
le corps et le col de l'os. Il est quadrilatère et présente deux faces
et quatre bords. La face externe présente une crête oblique en bas
et en avant, qui donne insertion au muscle moyen fessier. La face
interne, confondue avec l'os, forme en haut une partie de la cavité
digitale. Le bord inférieur, indiqué par une ligne un peu rugueuse,
et le bord antérieur aplati, donnent attache au muscle vaste externe.
Le bord postérieur est destiné à l'insertion du muscle carré crural.
Le bord supérieur donne attache à plusieurs muscles qui confondent
en partie leurs tendons. Ces tendons sont, d'avant en arrière : les
tendons des muscles petit fessier, pyramidal, jumeau supérieur,
obturateur interne, jumeau inférieur.

Le *petit trochanter*, éminence conique, est situé à la partie
inférieure, externe et postérieure du col. Il représente la petite
tubérosité de l'humérus, et donne insertion au muscle psoas-iliaque
et au ligament de Bertin.

Le *col chirurgical*, ou portion rétrécie de l'os au-dessous des
trochanters, est entouré, comme celui de l'humérus, par les artères
circonflexes.

Extrémité inférieure. — Volumineuse, spongieuse, elle se termine par deux renflements osseux, *condyles fémoraux* (1). On peut la considérer comme une pyramide triangulaire à base articulaire, à sommet confondu avec le corps de l'os. Les trois faces et les trois bords sont la terminaison des faces et des bords du corps, seulement ils ne conservent pas le même nom à cause de la déviation en bas de la face interne du fémur.

La face postérieure est formée par l'*espace poplité*, criblé de trous vasculaires.

La face antérieure et interne présente en avant le *creux sus-condylien* et en dedans une saillie, *tubérosité interne*, placée à l'union du tiers postérieur avec les deux tiers antérieurs du condyle pour l'insertion du ligament latéral interne du genou.

La face externe, beaucoup plus étroite, est pourvue aussi, au même niveau, d'une saillie, *tubérosité externe*, pour l'insertion du ligament latéral externe. Cette face présente, de plus, en arrière, une gouttière profonde oblique en bas et en avant, le long de la surface articulaire pour l'insertion du muscle poplité.

Les bords antérieurs interne et externe séparent les trois faces et font suite aux bords de l'os.

La base articulée avec le tibia et la rotule présente une surface articulaire en forme de poulie à la partie antérieure, divisée à la partie postérieure par une échancrure, *échancrure intercondylienne*. La poulie, articulée avec la rotule, est plus élevée du côté externe et plus large. Les condyles qui se séparent en arrière sont revêtus d'un cartilage articulaire qui se prolonge sur leur extrémité postérieure. Ils présentent quelques différences : le condyle interne est placé sur un plan inférieur ; il est plus étroit et plus long, il est déjeté en dedans où il déborde complétement le plan du corps du fémur. Il présente en dedans la tubérosité interne, en dehors la face intercondylienne qui donne insertion au ligament croisé postérieur, et en arrière un tubercule pour l'insertion du muscle grand adducteur et une dépression située en dessous pour l'insertion du muscle jumeau interne. Le condyle externe est plus court, plus large, plus élevé ; situé sur le plan du corps de l'os, il présente en dehors la tubérosité externe et la gouttière du muscle poplité, en dedans la face intercondylienne pour l'insertion du ligament croisé antérieur, et en arrière une dépression pour l'insertion du muscle jumeau externe et plantaire grêle. Il reçoit aussi en arrière une expansion du tendon inférieur du muscle demi-membraneux.

Le fémur se développe par cinq points d'ossification : trois pour

(1) En raison de l'obliquité du fémur plus grande chez la femme, le condyle interne est beaucoup plus saillant en dedans que chez l'homme, caractère qui contribue à faire distinguer cet os dans les deux sexes.

le corps et les extrémités, deux épiphysaires pour le grand et le petit trochanter.

Il est important de savoir que le point osseux de l'extrémité inférieure du fémur se montre dans les quinze derniers jours de la vie intra-utérine, car sa présence indique que le fœtus est à terme.

INSERTIONS, 23 MUSCLES.

Face antérieure, 1 ..... — Vaste interne.
Face interne, 1......... — Vaste interne.
Face externe, 1........ — Vaste externe.
Bord interne, 1........, — Vaste interne.
Bord externe, 1........ — Vaste interne.
Bord postérieur, 8..... — Premier, deuxième, troisième adducteurs, et courte portion du biceps.
    Division supérieure : grand fessier, pectiné, vaste interne.
    Division inférieure : vaste externe, grand adducteur.
Extrémité supérieure, 10.— Petit trochanter : psoas iliaque.
    Grand trochanter : moyen fessier, obturateur externe, carré crural, petit fessier, pyramidal, jumeau supérieur, jumeau inférieur, obturateur interne, vaste externe.
Extrémité inférieure, 6.. —Jumeau interne, jumeau externe, plantaire grêle, grand adducteur, poplité, demi-membraneux.

III. — ROTULE.

Position. — Placez la facette articulaire la plus large en arrière et en dehors, le sommet en bas.

Os court, placé dans l'épaisseur du tendon du triceps (os sésamoïde) ; articulé avec la trochlée fémorale et de forme triangulaire, cet os présente à étudier deux faces et une circonférence.

Face antérieure. — Convexe, elle est pourvue de stries verticales : elle donne insertion à quelques fibres du triceps, tandis que d'autres glissent sur elle pour former le tendon rotulien. Elle est séparée de la peau par la *bourse séreuse prérotulienne*.

Face postérieure. — Articulaire, elle est divisée par une crête verticale en deux parties inégales, la portion externe, plus large, s'articule avec le condyle externe du fémur : la portion interne, qui s'articule avec le condyle interne, présente en dedans une petite dépression en rapport avec le bord antérieur du condyle interne, et signalée par M. Lenoir.

Circonférence. — Large en haut, où elle constitue la *base* de la

7.

rotule, elle présente des rugosités pour l'insertion du tendon du triceps. Mince sur les côtés, où elle forme les *bords*, elle donne insertion aux ligaments rotuliens. En bas, elle forme une pointe, *sommet*, sur lequel s'insère le tendon rotulien.

Cet os se développe par un seul point d'ossification qui se montre à l'âge de deux ans et demi.

IV. — Tibia.

Position. — Placez en bas la petite extrémité, en dedans l'apophyse qu'elle présente, et en arrière la face qui présente le trou nourricier.

Os long, vertical, placé à la partie interne de la jambe, articulé avec le fémur en haut, l'astragale en bas, le péroné en dehors. Cet os présente un corps régulièrement prismatique et triangulaire qui décrit deux courbures, la supérieure concave en dehors, l'inférieure concave en dedans.

Le *corps* présente trois faces et trois bords, de même nom que ceux de l'humérus et du péroné.

Face interne. — Large en haut, étroite en bas, elle donne insertion en haut aux tendons des muscles de la patte d'oie (couturier, droit interne, demi-tendineux) : le reste de cette face, excepté au niveau de l'extrémité inférieure, est dépourvu d'aponévrose et recouvert par la peau.

Face externe. — Concave en haut, elle devient antérieure en bas et convexe. Sur ces deux tiers supérieurs s'insère le muscle jambier antérieur.

Face postérieure. — Plus large en haut, elle présente à sa partie supérieure une ligne rugueuse, *ligne oblique du tibia*, dirigée de haut en bas, de dehors en dedans. Le muscle poplité s'insère sur la lèvre supérieure et sur toute la portion du tibia qui est au-dessus, le muscle soléaire sur l'interstice, le fléchisseur commun des orteils et le jambier postérieur sur la lèvre inférieure. — Au-dessous de la ligne oblique, cette face est divisée en deux parties par une crête d'assez mince importance, on y trouve vers la partie moyenne le trou nourricier de l'os, dirigé en bas.

Bord antérieur ou **crête du tibia**. — Étendu de la tubérosité externe du tibia à la malléole interne, sinueux, il donne insertion à l'aponévrose jambière.

Bord interne. — Moins saillant, il se termine en bas derrière la malléole interne. Il donne insertion aussi à l'aponévrose jambière.

Bord externe. — Il commence à la facette articulaire périnéale où il est peu marqué, devient très-saillant à la partie moyenne pour donner insertion au ligament interosseux, se bifurque en bas pour former une surface concave qui reçoit le péroné.

Extrémité supérieure. — Elle est volumineuse, spongieuse. On y trouve :

1° Une face supérieure articulaire divisée en deux portions, *cavités glénoïdes*, par une saillie médiane, *épine du tibia* : ces deux cavités sont sur le même plan, ovales, à grand axe antéro-postérieur, l'externe est plus large et plus courte que l'interne : l'épine qui les sépare est formée de deux tubercules d'où partent les ligaments croisés ; une surface rugueuse triangulaire en avant et en arrière de l'épine, donne insertion aux cartilages semi-lunaires ;

2° Une face antérieure, triangulaire, à sommet inférieur, criblée de trous vasculaires en rapport avec un paquet graisseux qui la sépare du tendon rotulien ; au sommet de ce triangle, la *tubérosité antérieure* donne insertion, à sa partie inférieure, au tendon rotulien séparé de la partie supérieure par une bourse séreuse ;

3° Une face postérieure pour l'insertion du poplité, présentant en haut des rugosités pour l'insertion du ligament postérieur de l'articulation du genou ;

4° Une face interne saillante, *tubérosité interne du tibia*, pourvue d'une gouttière horizontale qui longe la cavité glénoïde, et contient le faisceau antérieur du tendon du demi-membraneux et l'artère articulaire inférieure et interne ; au-dessous de la gouttière, une crête qui donne insertion au ligament latéral interne ;

5° Une face externe plus saillante encore, *tubérosité externe*. Elle est pourvue, en arrière, d'une surface articulaire, plane, petite, qui regarde en bas, en arrière et en dehors, pour le péroné. En avant, un tubercule saillant, *tubercule de Gerdy* ou du *jambier antérieur*, placé à égale distance de la facette articulaire péronéale et de la tubérosité antérieure du tibia ; il donne insertion au jambier antérieur.

Extrémité inférieure. — Elle est plus petite, quadrilatère. On y voit :

1° Une face inférieure articulaire pour l'astragale, divisée par une crête antéro-postérieure en deux parties, l'externe plus large ;

2° Une face antérieure sur laquelle reposent les tendons, les vaisseaux et les nerfs de la région antérieure de la jambe, et sur laquelle s'insère en bas le ligament antérieur de l'articulation tibio-tarsienne ;

3° Une face postérieure, au milieu de laquelle existe une gouttière verticale peu marquée pour le passage du tendon du fléchisseur propre du gros orteil ;

4° Une face externe formée par la bifurcation du bord externe de l'os, présentant à sa partie inférieure une surface articulaire qui reçoit le péroné et au-dessus des rugosités pour l'insertion d'un ligament qui réunit ces deux os ;

5° Une face interne lisse, sous-aponévrotique, se terminant en bas par une saillie, *malléole interne*, pyramidale, confondue avec l'os à sa base, échancrée au sommet pour l'insertion du ligament interne de l'articulation, articulaire en dehors pour la face interne de l'astragale, convexe et sous-aponévrotique en dedans. Son bord antérieur, rugueux, donne insertion au ligament antérieur de l'articulation, son bord postérieur est creusé d'une gouttière oblique en bas et en dedans pour le passage des tendons des muscles jambier postérieur et fléchisseur commun des orteils.

Ces os se développe par trois points d'ossification, un pour le corps, un pour chaque extrémité.

INSERTIONS, 10 MUSCLES.

Face interne, 3........ — Demi-tendineux, couturier, droit interne.
Face externe, 1........ — Jambier antérieur.
Face postérieure, 4.... — Poplité, soléaire, fléchisseur commun des orteils, jambier postérieur.
Extrémité supérieure, 2. — Triceps à la tubérosité antérieure par le tendon rotulien, demi-membraneux à la tubérosité interne.

V. — PÉRONÉ.

Position. — Placez l'échancrure profonde que vous trouverez sur l'une des extrémités, en bas, en arrière et en dedans.

Voici un os dont l'étude est difficile en apparence, mais en réalité sa description est simple. Vous devez, en effet, vous rappeler que cet os a trois faces et trois bords de même nom que ceux du tibia et de l'humérus. Vous devez aussi savoir qu'il existe un rapport entre la déviation des faces et des bords des os longs et la déviation des vaisseaux principaux et des muscles placés au voisinage de ces os. Vous verrez, en effet, que les deux muscles péroniers latéraux s'insèrent à la partie supérieure de la face externe, tandis qu'à la partie inférieure leurs tendons se dévient en arrière pour passer derrière la malléole externe. La face externe de l'os subit cette déviation et entraîne avec elle une déviation des autres faces et des trois bords de l'os. C'est ainsi que la face interne devient antérieure, la face postérieure interne, le bord antérieur externe, le bord externe postérieur et le bord interne antérieur.

Nous avons vu également la face externe du tibia devenir antérieure parce que l'artère tibiale antérieure et les tendons des muscles subissent une déviation. De même pour la face interne du fémur et pour l'humérus.

Le corps du péroné est mince, flexible et situé sur le côté externe du tibia, irrégulièrement prismatique et triangulaire. On lui considère trois faces et trois bords.

Face externe. — La plus régulière ; elle devient postérieure en bas. Sur le tiers supérieur s'insèrent le muscle long péronier latéral et sur le tiers moyen le court péronier latéral.

Face interne. — Elle est divisée en deux parties par une crête verticale et devient antérieure en bas. La crête donne insertion au ligament interosseux. La partie de la face interne, qui est en arrière de la crête, donne insertion au muscle jambier postérieur. La portion de face interne, qui est en avant de la crête, donne insertion en haut au muscle extenseur commun des orteils, et vers la partie inférieure au muscle extenseur propre du gros orteil. Tout à fait en bas, la face interne présente une deuxième crête verticale qui sépare du reste de la face une surface triangulaire et allongée placée sous l'aponévrose.

Face postérieure. — Rugueuse dans son tiers supérieur, où elle donne insertion au muscle soléaire, lisse dans le reste de son étendue, elle donne attache, en bas, au muscle fléchisseur propre du gros orteil. Le *trou nourricier*, situé sur la face postérieure, se dirige en bas.

Bord antérieur. — Il devient externe en bas et donne attache à la cloison aponévrotique qui sépare les muscles de la région antérieure de ceux de la région externe.

Bord externe. — Il devient postérieur et donne attache à la cloison aponévrotique qui sépare les muscles de la région externe de ceux de la région postérieure.

Bord interne. — Il donne attache au muscle jambier postérieur.

Extrémité supérieure. — Elle est volumineuse et renflée. Elle présente : 1° une surface articulaire plane qui regarde en haut, en dedans et en avant, d'un centimètre de diamètre environ, qui s'articule avec le tibia ; 2° en avant, un tubercule, tubercule qui donne insertion à l'origine du muscle extenseur commun des orteils ; 3° en dehors, un tubercule pour l'insertion de l'extrémité supérieure du muscle long péronier latéral ; 4° en arrière, un tubercule pour l'insertion de l'extrémité supérieure du muscle soléaire ; 5° en arrière et en dehors, il existe une saillie qui surmonte la surface articulaire, c'est l'*apophyse styloïde* du péroné qui donne insertion au muscle biceps et au ligament latéral externe de l'articulation du genou.

Extrémité inférieure. — Elle a la forme d'une pyramide triangulaire à sommet inférieur. Connue sous le nom de *malléole externe*, cette pyramide présente une base confondue avec le corps de l'os et correspondant à la surface articulaire de l'extrémité inférieure du tibia, un sommet donnant insertion au ligament péronéo-calcanéen, un bord externe faisant suite au bord antérieur de l'os, un bord interne faisant suite au bord externe de l'os, un bord antérieur convexe saillant pour l'insertion du ligament péronéo-astragalien antérieur, une face interne articulaire pour la face externe de l'astragale et pourvue d'une échancrure profonde à la partie postérieure pour l'insertion du ligament péronéo-astragalien postérieur, une face externe convexe sous-cutanée, une face postérieure verticale pourvue d'une gouttière pour les muscles long et court péroniers latéraux. La malléole externe descend plus bas que l'interne, elle est plus saillante.

Cet os se développe par trois points, un pour le corps, un pour chaque extrémité.

INSERTIONS, 8 MUSCLES.

Face externe, 2 . . . . — Long péronier latéral, court péronier latéral.
Face interne, 3 . . . . — Extenseur commun des orteils, extenseur propre du gros orteil, jambier postérieur.
Face postérieure, 2 . . . . — Soléaire et fléchisseur propre du gros orteil.
Extrémité supérieure, 4 . — Extenseur commun des orteils, long péronier latéral, soléaire, biceps.

PIED.

Le pied est au membre abdominal ce que la main est au membre thoracique. Il présente avec la main de grandes analogies. Comme elle, il se divise en trois parties : le *tarse*, le *métatarse* et les *orteils*.

Tarse. — Massif osseux placé au-dessous des os de la jambe, en arrière du métatarse, formant par sa face inférieure une concavité en forme de voûte et par sa face supérieure une convexité dont le point culminant est la poulie de l'astragale.

Les os qui le composent sont au nombre de sept : le calcanéum, l'astragale, le cuboïde, le scaphoïde et les trois cunéiformes, désignés sous le nom de *premier*, *deuxième* et *troisième*, en allant de dedans en dehors. Ces os sont disposés sur deux rangées. Le calcanéum et l'astragale forment la rangée postérieure ; les cinq autres forment la rangée antérieure.

Ils se rapprochent tous plus ou moins de la forme cubique, quoique certains soient assez irréguliers ; néanmoins, comme à un cube, je considérerai à chacun d'eux six faces, si ce n'est au scaphoïde. Ils appartiennent à la classe des os courts.

I. — CALCANÉUM.

Position. — Placez la petite apophyse de cet os en avant et en dedans, la facette articulaire qu'elle présente en haut.

Le plus volumineux des os du tarse, le calcanéum, présente six faces.

Face inférieure. — Elle est pourvue en arrière de deux tubercules ; l'un, externe, gros, donnant insertion au muscle court fléchisseur, plantaire, à l'adducteur du gros orteil et à l'aponévrose plantaire ; l'autre, interne, petit, pour l'insertion de l'adducteur du petit orteil. Au-devant de ces tubercules, existe une concavité pour l'insertion du muscle accessoire du long fléchisseur commun des orteils, et plus en avant, une saillie pour l'insertion du gros ligament calcanéo-cuboïdien.

Face supérieure. — Libre dans sa moitié postérieure où elle est en rapport avec le tissu cellulo-graisseux placé en avant du tendon d'Achille, elle s'articule en avant par deux facettes avec l'astragale : l'une, interne, plane ou légèrement concave, ovale, située sur la petite apophyse du calcanéum ; l'autre, beaucoup plus grande, convexe, située en arrière de la précédente, dont elle est séparée par une gouttière profonde oblique d'arrière en avant et de dedans en dehors, et qui donne insertion au ligament calcanéo-astragalien. Immédiatement en avant de cette facette, il existe une dépression qui concourt à former le creux calcanéo-astragalien, et qui donne insertion au muscle pédieux.

Face externe. — Elle est sous-cutanée, inégale ; il existe vers le tiers antérieur un tubercule qui sépare deux gouttières obliques en bas et en avant. La gouttière antérieure donne passage au tendon du muscle court péronier latéral ; la postérieure, à celui du muscle long péronier latéral.

Face interne. — Concave et lisse, elle est rendue plus profonde par la saillie de la petite apophyse du calcanéum et du gros tubercule de la face inférieure. Elle est en rapport avec les vaisseaux et les nerfs plantaires qu'elle protége. Le tendon du fléchisseur propre du gros orteil s'applique immédiatement au-dessous de la petite apophyse. A la partie antérieure de cette face, la *petite apophyse* du calcanéum fait saillie et donne insertion au ligament annulaire interne du tarse et au faisceau superficiel du ligament latéral interne de l'articulation tibio-tarsienne.

Face antérieure. — Articulée avec le cuboïde, irrégulièrement convexe de haut en bas et concave transversalement, cette facette est supportée par la *grosse apophyse* du calcanéum. Cette apophyse présente, en dedans et en haut, un tubercule osseux qui proémine en avant.

Face postérieure. — Rugueuse en bas pour l'insertion du tendon d'Achille, elle est lisse et terminée en pointe en haut où se trouve une bourse séreuse qui sépare le tendon de l'os.

II. — ASTRAGALE.

Position. — Placez en bas la face concave articulaire, en avant la tête, et en dehors la face latérale complétement articulaire.

Cet os irrégulier est placé au-dessous du tibia, en arrière du scaphoïde, au-dessus du calcanéum, et en dedans de la malléole externe, avec lesquels il s'articule. La portion antérieure convexe a reçu le nom de *tête*; elle est limitée par une portion rétrécie, le *col*, qui la sépare du *corps*. De même que le calcanéum, l'astragale est pourvu de six faces.

Face supérieure. — Articulaire dans presque toute son étendue, elle est convexe d'avant en arrière, concave transversalement en forme de poulie dont la gorge antéro-postérieure, peu profonde, la divise en deux parties inégales, la partie externe plus large. C'est la *poulie astragalienne* qui s'articule avec le tibia et qui est limitée en avant par une dépression faisant partie du col.

Face inférieure. — Concave, elle présente deux facettes articulaires séparées par une gouttière, *rainure astragalienne*, semblable à celle qui sépare les deux facettes du calcanéum. L'une, interne et antérieure, petite, plane ou presque plane, se continue souvent avec la surface articulaire de la tête de l'os, et s'articule avec la petite apophyse du calcanéum; l'autre, externe, beaucoup plus large et concave, s'articule avec la grande facette convexe de la face supérieure du calcanéum.

Face antérieure. — Convexe, volumineuse, elle forme la *tête* de l'astragale, et s'articule avec le scaphoïde.

Face postérieure. — Extrêmement petite, elle est réduite à un petit tubercule et à une gouttière oblique en bas et en dedans, dans laquelle passe le tendon du muscle long fléchisseur propre du gros orteil.

Face interne. — Étendue d'une extrémité à l'autre de l'astragale, et sans forme déterminée, elle est articulaire seulement en haut où elle touche la malléole interne, rugueuse dans tout le reste de son étendue. La portion articulaire encroûtée de cartilage se continue de même que la face externe avec la poulie astragalienne. La portion non articulaire donne insertion par sa partie moyenne au faisceau profond du ligament latéral interne de l'articulation tibio-tarsienne.

Face externe. — Elle n'existe que dans les deux tiers postérieurs, l'autre tiers formant le col et la tête de l'os. Triangulaire et complétement encroûtée de cartilage, elle s'articule avec la malléole externe qui descend plus bas que l'interne. Cette face surmonte le creux calcanéo-astragalien.

III. — Cuboïde.

Position. — Placez en bas la surface qui présente un tubercule et une gouttière, en avant cette gouttière qui se continue sur le bord externe de l'os, et en dedans la grande face qui est incomplétement revêtue de cartilage.

Cet os, placé sur le bord externe du pied, s'articule en avant avec les deux derniers métatarsiens, en arrière avec le calcanéum, en dedans avec le troisième cunéiforme et souvent avec le scaphoïde. Il présente six faces.

Face supérieure. — Plane, rugueuse, large, inclinée en bas et en dehors, elle donne insertion à des ligaments.

Face inférieure. — Sur cette face, il existe d'avant en arrière : *a*, une gouttière oblique en dedans et en avant, convertie en canal par un ligament, et donnant passage au tendon du muscle long péronier latéral ; *b*, un tubercule placé derrière la gouttière, ayant la même direction, pour l'insertion du ligament calcanéo-cuboïdien ; *c*, une petite dépression remplie de tissu graisseux.

Face antérieure. — Elle est encroûtée de cartilage, et divisée en deux parties par une crête verticale. La partie interne, quadrilatère, complétement articulaire, s'articule avec le quatrième métatarsien ; elle est un peu oblique en dehors et en arrière. La partie externe, triangulaire, un peu plus large, plus oblique en dehors et en arrière, s'articule avec le cinquième métatarsien.

Face postérieure. — Irrégulièrement concave et convexe, elle s'articule avec le calcanéum.

Face interne. — Large et très-rugueuse dans presque toute son étendue, elle présente en haut une surface articulaire pour le troisième cunéiforme, et quelquefois en arrière une petite surface articulaire pour le scaphoïde.

Face externe. — Cette face, très-petite, est réduite à l'état de bord, sur lequel on voit le commencement de la gouttière et du tubercule de la face inférieure de l'os.

A la partie postérieure et interne de cet os, il existe un tubercule qui se prolonge en arrière sous la grande apophyse du calcanéum, et qui arrête souvent le couteau dans *l'amputation de Chopart* [On donne ce nom à l'amputation du pied pratiquée entre les deux rangées du tarse.]

IV. — Scaphoïde.

Position. — Placez en avant la surface articulaire convexe, en dedans et en bas le tubercule de cet os.

Cet os, convexe en avant où il s'articule avec les trois cunéiformes, concave en arrière où il s'articule avec l'astragale, présente à étudier deux faces et une circonférence.

Face antérieure. — Articulaire, elle est divisée en trois parties par deux crêtes verticales pour s'articuler avec les trois cunéiformes. La facette interne qui correspond au premier cunéiforme, est triangulaire à sommet supérieur ; celles des deuxième et troisième cunéiformes sont triangulaires à sommet inférieur.

Face postérieure. — Régulièrement concave, elle s'articule avec la tête de l'astragale.

Circonférence. — Rugueuse, elle donne insertion en haut, en bas et en dehors, à des ligaments. Elle présente à la partie interne et inférieure une grosse saillie, *tubercule du scaphoïde*, sur laquelle s'insère le tendon du muscle jambier postérieur. On y trouve quelquefois une petite facette articulaire pour le cuboïde.

V. — Cunéiforme.

Ces os, au nombre de trois, ont une forme de coin, ils n'ont par conséquent que cinq faces. De dedans en dehors, on les désigne sous le nom de *premier, deuxième* et *troisième cunéiforme*. Le premier est le plus gros, le deuxième est le plus petit.

Premier cunéiforme.

Position. — Placez en dehors la surface rugueuse sur laquelle on trouve une facette articulaire, en avant la surface articulaire en forme de croissant, en bas le bord arrondi et tuberculeux.

Cet os, articulé avec le premier métatarsien en avant, le scaphoïde en arrière, le deuxième cunéiforme et le deuxième métatarsien en dehors, présente cinq faces.

Face interne. — Elle est large, convexe, rugueuse, pour l'insertion des ligaments ; la peau la recouvre.

Face externe. — Rugueuse et inégale en bas, elle présente en haut deux facettes articulaires : l'une petite, antérieure, pour le deuxième métatarsien ; l'autre plus grande, pour le deuxième cunéiforme.

Face antérieure. — De forme semi-lunaire, à concavité externe, cette face s'articule avec le premier métatarsien.

Face postérieure. — Articulaire, en forme de triangle, à sommet supérieur, elle s'articule avec le scaphoïde.

Face inférieure. — Étroite, tuberculeuse, elle donne insertion au tendon du muscle jambier antérieur.

Un bord supérieur articulé avec le deuxième cunéiforme et le deuxième métatarsien, forme le sommet de l'os.

Deuxième cunéiforme.

Position. — Placez en haut la facette quadrilatère non articulaire, en avant la plus petite des deux facettes articulaires triangulaires, en dehors la face rugueuse sur laquelle on trouve en haut et en arrière une petite facette articulaire.

Ces os présentent cinq faces.

Face antérieure. — Triangulaire, elle s'articule avec le deuxième métatarsien.

Face postérieure. — Triangulaire, elle s'articule avec le scaphoïde.

Faces latérales. — Ces faces sont rugueuses ; l'interne présente en haut et en avant une surface articulaire pour le premier cunéiforme, et l'externe une petite facette en haut et en arrière pour le troisième cunéiforme.

Face supérieure. — Quadrilatère, elle est rugueuse pour l'insertion des ligaments.

Un bord inférieur rugueux, forme le sommet de cet os, et se cache profondément entre le premier et le troisième cunéiforme.

Troisième cunéiforme.

Position. — Placez en bas le sommet du coin, en arrière la plus petite des deux facettes articulaires triangulaires, en dehors la face latérale la plus large qui présente une facette articulaire en arrière.

Tandis que le deuxième métatarsien pénètre dans le tarse pour s'articuler avec les trois cunéiformes, le troisième cunéiforme fait saillie du côté du métatarse pour s'articuler avec les trois métatarsiens correspondants. Il s'articule de plus en arrière avec le scaphoïde, en dedans avec le deuxième cunéiforme, et en dehors avec le cuboïde. Il présente cinq faces.

Face supérieure.— Elle est rugueuse, destinée à des insertions ligamenteuses.

Face antérieure. — Elle est articulaire, triangulaire, pour le troisième métatarsien.

Face postérieure. — Articulaire, triangulaire, elle s'articule avec le scaphoïde.

Faces latérales. —Rugueuses en bas, articulaires en haut ; du côté interne, l'os présente deux petites facettes distinctes qui s'articulent avec le deuxième métatarsien et le deuxième cunéiforme, du côté externe, une petite facette en arrière s'articulant avec le cuboïde et une petite facette tout à fait en avant pour le quatrième métatarsien.

Un bord inférieur, donnant attache à des ligaments, forme le sommet du coin.

Je ferai remarquer que dans la description de ces os nous avons vu toutes les facettes complétement articulaires et encroûtées de cartilages être antérieures ou postérieures, tandis que les facettes latérales, internes ou externes, sont en partie rugueuses et en partie articulaires. Cette disposition, qui n'a été signalée, que je sache, par aucun auteur, nous sera d'une grande utilité dans l'étude des articulations.

Métatarse. — Le métatarse est l'analogue du métacarpe. On y trouve aussi cinq os, *métatarsiens*, désignés sous le nom de *premier*, *deuxième, troisième,* etc., en comptant de dedans en dehors. Les espaces qui séparent les os s'appellent aussi *espaces interosseux;* ils sont également remplis par les muscles interosseux. Ces os présentent des caractères généraux et des caractères particuliers.

Caractères généraux. — Ces os, étant construits sur le même plan que les métacarpiens, présentent la même description générale : un *corps triangulaire ;* une *extrémité tarsienne* avec cinq facettes, dont trois articulaires et deux non articulaires ; et une *extrémité phalangienne* aplatie latéralement, pourvue d'un condyle pour s'articuler avec la phalange, et munie sur les côtés d'une dépression et d'un tubercule pour l'insertion des ligaments latéraux de l'articulation métatarso-phalangienne. Ils s'en distinguent seulement : 1° par leur direction qui est horizontale et non verticale ; 2° par leur extrémité tarsienne beaucoup plus volumineuse que l'extrémité carpienne des métacarpiens ; 3° par le corps qui est beaucoup plus long et plus étroit que celui des métacarpiens ; 4° par leur extrémité phalangienne beaucoup plus aplatie latéralement que l'extrémité phalangienne des métacarpiens.

De la position de ces os, il résulte que la face postérieure d'un métacarpien correspond à la face supérieure d'un métatarsien, que l'extrémité supérieure correspond à la postérieure.

Caractères particuliers. — **Premier métatarsien.** — Énorme, cet os présente, à son extrémité postérieure, une surface articulaire semi-lunaire concave en dehors, une seule facette articulaire latérale très-petite pour le deuxième métatarsien, et un gros tubercule en bas et en dehors pour l'insertion du long péronier latéral. L'extrémité antérieure volumineuse est très-large transversalement, et présente à sa partie inférieure deux gouttières dans lesquelles sont logés deux os sésamoïdes.

Deuxième métatarsien. — Le plus long, il présente en arrière cinq facettes articulaires pour les trois cunéiformes et les deux métatarsiens voisins.

Troisième métatarsien. — Difficile à distinguer du quatrième, il présente en arrière trois facettes articulaires dont l'externe présente une rainure horizontale séparant la portion articulaire qui est au-dessus de la portion rugueuse qui est au-dessous.

Quatrième métatarsien. — Mêmes caractères ; de plus, il présente en dedans une très-petite facette pour le troisième cunéiforme ; la face postérieure est moins étendue en hauteur que celle du troisième.

Cinquième métatarsien. — Absence de facette articulaire latérale externe en arrière ; facette articulaire postérieure très-oblique en arrière et en dehors ; apophyse énorme en dehors et en arrière pour l'insertion du muscle court péronier latéral au sommet, et du muscle péronier antérieur à la partie supérieure.

Orteils. — Les os qui les composent, portent le nom de *phalanges*. Elles sont en même nombre qu'à la main, elles ont la même configuration, et elles seraient complétement identiques si le corps n'était raccourci surtout dans la deuxième phalange des quatre derniers orteils. Le gros orteil, qui remplace le pouce, n'a également que deux phalanges.

OS SÉSAMOÏDES.

On donne ce nom à de petits os courts qui se développent dans l'épaisseur des tendons, autour des articulations. Ils ont pour usage, en modifiant la direction des tendons, d'empêcher qu'ils ne s'insèrent parallèlement à l'os, et par là de donner plus de force aux muscles.

Les uns sont constants : ce sont la rotule, développée dans le tendon du muscle triceps, le pisiforme dans le tendon du muscle cubital antérieur.

On trouve souvent, mais non constamment, un petit os sésamoïde de chaque côté de l'articulation métacarpo-phalangienne du pouce et dans les parties correspondantes du gros orteil. Le tendon du muscle jambier postérieur en présente un presque constant au niveau de son insertion au scaphoïde. Chez les hommes très-vigoureux et fortement musclés, on trouve quelquefois des os sésamoïdes au niveau de toutes les articulations métacarpo et métatarso-phalangiennes.

La structure de ces os est celle des os courts.

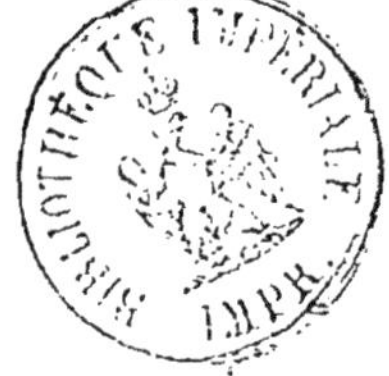

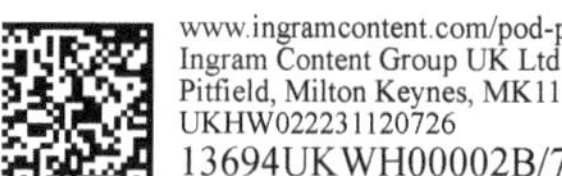

9 782013 497572